LE PRANAYAMA DE LA RESPIRATION SPINALE

–

Un voyage vers l'espace intérieur

Yogani

(Traduit par Didier)

AYP- SÉRIE POUR L'ILLUMINATION SPIRITUELLE

Édition française 2013

Advanced Yoga Practices (AYP)

Pour plus d'informations:

www.advancedyogapractices.com

ISBN 978-1-484868-43-0 (Paperback)
ISBN 978-1-938594-16-8 (eBook)

"Aussi longtemps que j'aurai ma respiration,
Et que le souffle de Dieu sera dans mes narines…
Job 27:3

Introduction

Le pranayama de la respiration spinale est une des pratiques les plus importantes de tout le yoga. Il peut avoir un impact positif sur notre santé et notre bien-être en facilitant un fonctionnement plus efficace dans tous les aspects de notre vie journalière. Encore plus important, le pranayama de la respiration spinale nous purifie et nous ouvre aux royaumes intérieurs extatiques. S'engager quotidiennement dans cette pratique simple, revient à entreprendre un voyage excitant vers l'espace intérieur.

Depuis des milliers d'années, des méthodes de respiration spinale ont été utilisées par les chercheurs spirituels et sont mentionnées dans les anciennes écritures. Pourtant, les détails de cette pratique ont toujours été gardés secrets pour une grande majorité de la population. Maintenant, dans ces temps de changement rapide, le besoin est grand pour le plus grand nombre de personnes d'accéder à des moyens longtemps réservés à quelques-uns. Personne n'est propriétaire de cette connaissance. Elle a son origine en chacun de nous, dans notre propre système nerveux. Nous avons seulement besoin de quelques instructions simples et le cours naturel de l'évolution, présent en chacun de nous, prendra les choses en mains, ouvrant la porte à des résultats merveilleux.

The Advanced Yoga Practices Enlightenment Series, une série de livres sur les pratiques avancées de yoga avec l'illumination pour objectif, est une tentative pour présenter les méthodes de yoga les plus efficaces dans une série de livres faciles à lire que chacun peut utiliser pour obtenir des résultats pratiques immédiatement et à long terme. Depuis le début des enseignements AYP en 2003, nous sommes engagés dans une expérimentation fascinante pour voir ce qu'il est possible de transmettre avec beaucoup plus de détail sur les pratiques que dans les écrits spirituels du passé. Les livres peuvent-ils nous apporter les moyens spécifiques nécessaires pour fouler le sentier de l'illumination ou devons-nous nous abandonner aux pieds d'un *gourou* pour trouver notre salut ? Eh bien ! Il est clair que nous devons nous abandonner à quelque chose, ne serait-ce qu'à notre propre potentiel inné de vivre une vie plus libre et plus heureuse. Si nous sommes capables de le faire et de maintenir une pratique journalière, alors des livres comme celui-ci peuvent prendre vie et nous instruire sur les chemins de la transformation spirituelle de l'être humain. Si le lecteur est prêt et si le livre en vaut la peine, des choses étonnantes peuvent arriver.

Bien que le nom d'une personne soit donné comme l'auteur de ce livre, il est en fait un condensé des efforts de milliers de pratiquants pendant des milliers d'années. Il est la tentative d'une personne de simplifier et de rendre efficace des méthodes spirituelles que beaucoup ont utilisées à travers l'histoire. Tous ceux qui m'ont précédé ont ma profonde gratitude de même que tous ceux avec qui je suis actuellement en contact, qui se consacrent à leur pratique et obtiennent de bons résultats.

J'espère que vous trouverez ce livre utile en voyageant sur le chemin de votre choix.

Pratiquez avec sagesse et bonheur !

Table des matières

Chapitre 1 – Respiration et force vitale

La respiration est la vie. Elle nous nourrit, elle est l'expression de la force vitale en nous. Respirer manifeste que nous voulons vivre, que nous voulons être ici, que nous voulons faire quelque chose ici. Mais, quoi ?

Une si grande part de la vie est instinctive. Nous respirons, mangeons, dormons, sommes actifs, procréons…

Cela ne nous empêche pas de mener notre vie, choisissant ce que nous voulons en faire : acquérir une éducation, poursuivre une carrière, gagner de l'argent, élever une famille, travailler à ce qui nous paraît important et ainsi de suite.

Et pendant tout ce temps, quelque chose en nous s'interroge : « à quoi tout cela sert-il ? Pourquoi suis-je ici ? Y a-t-il quelque chose de plus ? » Ces questions sont innées en nous. De même qu'il nous fait respirer, l'élan vital qui remue tout au fond de notre être fait jaillir les questions. Ces questions sont une partie essentielle de notre force vitale, une partie tout aussi essentielle que la respiration elle-même.

Quelle est cette force vitale qui nourrit et anime tous les aspects de notre existence et nous aiguillonne pour trouver des réponses ? Nous savons que toute l'existence matérielle est faite d'énergie. La physique nous apprend que la matière est de l'espace vide solidifié par les polarités de l'énergie qui tournoie à l'intérieur. Ce tournoiement dans le vide de l'espace infini, tournoiement qui fait apparaître la matière, est conforme aux lois naturelles. La nature de la matière est prévisible, du moins dans la mesure où la recherche scientifique à travers les siècles a permis de la décrire. De même, quand la matière prend la forme d'êtres vivants, les plantes, les animaux et les êtres humains, l'aspect physique de la vie peut être prévu dans une large mesure. Mais, quelque chose de plus se manifeste dans tout ce qui vit. Les énergies tourbillonnantes sont toujours là créant l'apparence de la matière. Et pourtant, quelque chose de plus est à l'œuvre pour organiser la matière afin qu'elle s'exprime de façon intelligente, en un système organisé et évolutif. Ce quelque chose d'autre nous pouvons l'appeler la « force vitale ».

En Inde, dans les anciens enseignements du yoga, un autre nom est donné à cette force vitale, le nom de *prana*, qui signifie « unité primordiale » ou « manifestation primordiale ». Le yoga considère la manifestation de toute la matière comme la manifestation du prana et donc, de « l'intelligence ». En fait, tout ce qui existe, tout ce qui est né de l'énergie est une expression du prana. Les rochers et la terre sont des expressions du prana. Les mers sont une expression du prana. L'air est une expression du prana. Tout ce qui relève de la vie animale est une expression du prana. Dans la façon de penser de l'Orient, toute l'existence matérielle est une expression du prana, de la force vitale. Et tout cela est imprégné d'une intelligence innée.

D'où vient le prana ? Que nous nous référions aux enseignements spirituels du monde ou à la physique quantique moderne, nous trouverons une réponse identique : *la tranquillité* est la source du prana, de la force vitale qui donne son énergie à l'univers que nous connaissons. La tranquillité dont nous parlons est d'un genre particulier, une tranquillité pleine de possibilités, une conscience immuable. Et pourtant, tout ce que nous voyons en surgit et en fait partie. Dans l'enseignement AYP, nous l'appelons le silence intérieur ou la pure conscience de félicité. Cela a bien des noms dans de nombreuses traditions. Quel que soit le nom que nous lui donnons, cela est sous-jacent à toutes les activités de la force vitale et à tout ce que nous faisons dans la vie.

Cultiver le silence intérieur chez l'être humain est l'objet du premier livre de la série pour l'illumination spirituelle qui s'intitule, « La *méditation profonde – Le chemin vers la liberté personnelle* ». Maintenant, nous abordons l'étape suivante : comment cultiver le prana, la force vitale, chez l'être humain de façon à développer l'épanouissement de notre potentiel intérieur, de notre silence intérieur.

Dans ce but, le yoga a une branche de pratique appelée *pranayama*, ce qui veut dire « le contrôle du prana », la force vitale qui se manifeste par la respiration. Le pranayama concerne donc des techniques de respiration.

Il y a de nombreuses méthodes de pranayama, de nombreuses techniques respiratoires, mais une sort du lot. On l'appelle *le pranayama de la respiration spinale*. Elle arrive en premier du fait de son efficacité à stimuler et à réguler notre prana afin d'englober les trois objectifs primordiaux de tout pranayama :

1. Préparer le système nerveux à devenir un véhicule en constante amélioration pour le silence intérieur qui s'élève grâce à la méditation profonde.

2. Eveiller le système nerveux à une condition permanente de *conductivité extatique*.

3. Augmenter et équilibrer le flux de l'énergie interne (du prana) sur le long terme pour faciliter l'épanouissement progressif de l'individu vers l'illumination.

Les dynamiques internes mettant en œuvre ces trois objectifs sont complexes. Par chance, la pratique de la respiration spinale est très simple. C'est le même principe qui est à l'œuvre dans les applications réussies de techniques complexes dans notre société. Les moyens de contrôle sont optimisés et simplifiés au point que pratiquement n'importe qui peut bénéficier avec efficacité des principes complexes trouvés dans la nature.

Prenons l'exemple d'une voiture. Nous n'y pensons pour ainsi dire pas quand nous la prenons pour nous rendre à un rendez-vous. Même en conduisant, nous pensons à notre rendez-vous bien plus qu'à la technologie complexe qui fonctionne sans heurt sous le capot, nous emmenant à notre destination. Tout ce que nous avons à faire est d'appuyer sur l'accélérateur et de tenir le volant, et c'est parti. C'est simple, n'est-ce pas ? Eh bien non, ce n'est pas simple du tout, mais cela a été rendu simple grâce à des contrôles simplifiés qui nous permettent de transformer sans effort une substance volatile, l'essence, en une course rapide et sûre vers notre rendez-vous.

Il en va de même du pranayama. En fait, il en va de même de toute pratique spirituelle efficace. Nous prenons les principes complexes de transformation qui existent dans le système nerveux humain et nous les appliquons avec des méthodes simples pour un grand bénéfice spirituel.

Dans le cas du pranayama de la respiration spinale, nous tirons profit des nombreux principes complexes à l'œuvre dans notre neurobiologie et simultanément nous les mettons largement en valeur.

Comme son nom l'indique, la respiration spinale implique de faire quelque chose dans la colonne vertébrale. La physiologie et la neurologie nous apprennent que la moelle épinière est la principale autoroute de notre fonctionnement. Le yoga nous apprend que la moelle épinière est la principale autoroute de la force vitale dans notre corps. Le yoga reconnaît aussi qu'à mesure que nous purifions et ouvrons les nerfs du corps, des ouvertures intérieures réelles se produisent. C'est le principe central de la méditation profonde, nous allons de façon systématique, de la pensée au silence intérieur afin qu'il se manifeste dans le corps/esprit avec de grands effets purificateurs. Ce genre de processus est également central dans le pranayama de la respiration spinale, au niveau de la respiration et du corps, où nous nous intériorisons et cultivons les nerfs d'une façon spécifique et purificatrice. De cette manière, nous améliorons la capacité de la neurobiologie subtile à fournir un bien meilleur véhicule au silence intérieur amené par la méditation profonde. De plus, avec le pranayama de la respiration spinale, graduellement, nous faisons du corps un bien meilleur conducteur des énergies intérieures qui jouent un rôle toujours plus grand à mesure que le processus de la transformation spirituelle humaine avance.

Mis ensemble, le silence intérieur et l'éveil de nos énergies internes (le prana, la force vitale) s'entremêlent pour produire une condition de stabilité intérieure inébranlable et de félicité extatique. A mesure que le processus se raffine, nous constatons que ce développement remarquable déborde dans notre comportement dans la vie journalière et dans notre environnement, nous transformant peu à peu jusqu'à devenir un canal pour l'amour divin qui se répand dans le monde.

Sur le chemin, nous découvrons que nous devenons intimement familiers avec nos vastes dimensions intérieures. En fait, le voyage des pratiques spirituelles est un voyage vers *l'espace intérieur.* C'est particulièrement vrai du pranayama de la respiration spinale qui en mettant en œuvre la purification et l'ouverture de notre système nerveux à la félicité extatique et au débordement de l'amour divin, nous ouvre également à une perception directe de nos royaumes intérieurs. En découvrant notre propre intérieur, nous découvrons également que ce qui est en nous est aussi la base de toute chose et de tout ce que nous voyons dans le monde extérieur. En nous connaissant nous-mêmes, nous connaissons que tout ce qui nous entoure est une manifestation de notre propre conscience et de notre propre espace intérieur.

Même si tout cela peut paraître une théorie intéressante, nous n'avons pas l'intention de beaucoup discuter de théories et de philosophies dans ce livre. Notre but est d'apporter les moyens d'expérimenter directement ce dont nous parlons.

Allons donc de l'avant, en expliquant comment faire le pranayama de la respiration spinale, les expériences qui en résultent et les problèmes qui en découlent.

8 – Le pranayama de la respiration spinale

Chapitre 2 – Le pranayama de la respiration spinale

Nous sommes tous programmés pour l'illumination. Nous sommes tous programmés pour que l'illumination spirituelle vienne de l'intérieur. Pour savoir si c'est vrai, il suffit de purifier le câblage, notre système nerveux. Pour ce faire, un des tout premiers moyens est le pranayama de la respiration spinale. C'est un processus mécanique impliquant la respiration, l'attention et quelques autres éléments simples. Par la pratique, nous entrons en contact avec notre anatomie interne et nous commençons à la purifier, pas à pas, avec chaque jour de pratique. Le paysage que nous verrons tout au long du chemin sera parfois éblouissant, parfois insipide et même à d'autres moments nous resterons complètement bloqués. Mais si nous persévérons dans notre pratique, nous n'arrêterons pas d'avancer.

Pour ceux qui lisent ce livre avant d'avoir appris la méditation profonde, soyez conscients qu'avec la respiration spinale nous nous préparons à la méditation profonde. La respiration spinale est une pratique puissante. Mais, prise isolément, elle ne suffit pas à atteindre l'illumination dont nous parlons ici. Avec la respiration spinale, nous voyagerons vers l'espace intérieur. En ajoutant la méditation profonde immédiatement après notre respiration spinale nous *deviendrons* l'espace intérieur.

Comment pratiquer la respiration spinale

Si nous pouvons respirer, penser et visualiser, nous pouvons faire la respiration spinale. Une seule autre capacité est nécessaire, la capacité à avoir une habitude journalière. Ce n'est pas difficile. Nous pouvons donc commencer…

Tout d'abord, nous nous asseyons confortablement les yeux fermés avec un support pour le dos. Aucune posture spéciale n'est requise. L'essentiel est d'être confortable, le dos raisonnablement droit. Nous pouvons nous asseoir sur une chaise ou sur un lit.

Nous commençons par prendre conscience de notre respiration, à l'inspiration et à l'expiration. La respiration spinale se fait par le nez, la bouche fermée. Dans ce style de pranayama, nous n'utilisons pas la respiration alternée avec les doigts. Si le nez est obstrué au point de rendre la respiration par le nez malaisée, nous pouvons respirer par la bouche. Maintenant, nous allons faire deux choses.

Premièrement, nous ralentissons notre respiration tout en restant confortables, sans faire d'effort. Nous prenons simplement le rythme le plus lent qu'il nous soit possible d'avoir. Nous respirons plus profondément en inspirant et expirant davantage d'air que dans notre respiration normale. Nous respirons plus lentement et plus profondément, tout en restant bien confortables. Nul besoin d'être héroïque. Vous avez compris ? Bien.

Deuxièmement, nous imaginons un nerf minuscule, comme un petit tube de la taille d'un fil, courant tout du long de notre périnée jusqu'au centre de notre front. Le périnée se situe, en bas, entre les organes génitaux et l'anus, nous l'appelons aussi la *racine*. Le centre du front est le point entre les sourcils, parfois appelé *troisième œil*. Le nerf minuscule qui va de la racine au front s'appelle le *nerf spinal*. Entre la racine et le front, le nerf spinal monte au centre de la colonne vertébrale jusqu'au centre de la tête et tourne vers l'avant en direction du front.

La respiration spinale consiste, tout en respirant, à suivre le nerf spinal avec notre attention. Nous montons de la racine au front en inspirant et nous descendons du front à la racine en expirant. Nous faisons cela, encore et encore, aussi longtemps que nous pratiquons la respiration spinale.

Au début, nous visualisons et suivons le nerf spinal avec notre respiration lente et profonde. En progressant dans la pratique, la visualisation fera place à la perception directe du nerf spinal. Laissons ce sujet pour plus tard. Jusque-là, nous visualiserons et ce sera notre moyen pour éveiller et vivifier la principale autoroute de notre système nerveux.

Si, pendant notre voyage, montant et descendant le nerf spinal tout en respirant profondément, nous constatons que notre attention part dans des expériences internes ou externes, des sensations ou d'autres stimuli, nous revenons sans effort à notre pratique de respiration lente et profonde, montant et descendant le nerf spinal. Il est normal de perdre le fil de ce que nous faisons pour partir dans d'autres sensations, pensées et émotions. Si c'est le cas, nous reprenons tout simplement le processus de la respiration spinale. Quand nous réalisons que nous ne sommes plus là, nous revenons sans effort.

Si nous avons de la difficulté à visualiser et à suivre le nerf spinal comme un fil ou un tube minuscule, il est tout à fait correct de suivre la colonne vertébrale de façon moins précise. Avec le temps, notre pratique devient plus claire. Il n'y a aucune nécessité à faire des efforts ou à lutter pour visualiser. L'essentiel est de finir au front à la fin de l'inspiration et à la racine à la fin de l'expiration. Comment nous allons et venons est moins important que de voyager d'un point à un autre sans tension pendant notre respiration lente et profonde. Avec le temps, tout se mettra en place.

La technique du pranayama de la respiration spinale est de suivre le nerf spinal avec une respiration lente et profonde. Quand nous dérivons, nous revenons, tout simplement. Cela, aussi, fait partie de la pratique. Pas de tension, pas besoin d'en faire toute une histoire. C'est très simple, n'est-ce pas ? Il y a bien d'autres aspects qui seront ajoutés plus tard. Mais avant d'en arriver là, abordons quelques points pratiques et acquérons un peu d'expérience.

Quand et où pratiquer la respiration spinale

On retirera le bénéfice maximum de la respiration spinale en pratiquant deux fois par jour. Le moment idéal pour pratiquer est avant les repas du matin et du soir. Cette règle n'est pas rigide, il est possible de l'ajuster selon l'emploi du temps de chacun. Il est préférable de faire le pranayama l'estomac vide. C'est votre choix. Il est suggéré de commencer chaque session avec cinq minutes de respiration spinale, suivie par la méditation. La méditation profonde AYP est recommandée. Si une autre forme de méditation a déjà été utilisée avec de bons résultats, il est correct d'utiliser cette méthode à la place. Gardez toutefois à l'esprit que par *méditation* nous voulons dire une technique mentale qui amène le mental et le corps dans la tranquillité intérieure profonde. C'est le silence intérieur que nous cherchons à cultiver après notre séance de respiration spinale. Si jusqu'à maintenant, aucune méthode de méditation n'a été utilisée, il sera bien, après la respiration spinale, de rester assis les yeux fermés et le mental au repos pendant cinq à dix minutes avant de se lever. Il est conseillé d'apprendre une méthode efficace de méditation profonde afin de retirer le maximum des effets combinés de la respiration spinale et de la méditation. Les deux pratiques vont ensemble, à la suite l'une de l'autre, main dans la main.

La respiration spinale peut se faire à peu près partout. Bien sûr, la meilleure place est à la maison, sur notre siège de méditation, mais nous n'avons pas toujours ce luxe. Si nous sommes en déplacement, nous pouvons faire la respiration spinale presque partout au moment fixé, dans les avions, les trains, les voitures (sauf en conduisant !), dans des salles d'attente animées, etc. C'est une pratique qui peut se faire très discrètement, avec notre méditation tout de suite après. Nous serons là, assis les yeux fermés et personne ne saura que nous sommes en train de sonder les profondeurs de nos royaumes cosmiques intérieurs. Ils le sauront seulement par l'expression heureuse de notre visage.

Maintenant, c'est le bon moment pour essayer une séance de respiration spinale. Asseyez-vous confortablement et commencez la pratique en suivant les instructions qui ont été données, très facilement, sans effort. Faites la cinq minutes. Il est correct de jeter de temps à autre un coup d'œil à l'horloge pour vérifier le temps. Une fois terminé, restez assis quelques minutes de plus, détendu, les yeux fermés.

C'est une pratique très facile. Même ainsi, certainement, vous aurez des questions. Dans ce chapitre, nous allons en voir quelques-unes parmi les plus importantes et beaucoup d'autres dans le chapitre suivant.

Maintenant, vous pouvez commencer une séance et ensuite revenir pour les questions et les réponses. Nous discuterons également quelques aspects additionnels à la pratique de la respiration spinale qui peuvent être ajoutés pour améliorer les résultats.

Premières questions sur la pratique

Maintenant que vous avez goûté à la respiration spinale, nous pouvons aborder quelques questions qui viennent souvent. Elles couvrent un éventail allant de, il ne se passe pas grand-chose à il s'en passe beaucoup, d'une résistance intérieure à pas de résistance du tout. Pour la première séance, le curseur peut se situer n'importe où sur cette échelle. Chacun est différent et ressentira la respiration spinale suivant l'état de son système nerveux. Avec la respiration spinale, la marche du progrès dépend de notre purification et de notre ouverture. C'est au cœur du voyage dans toute pratique spirituelle. Purification, ouverture à notre immense espace intérieur et illumination montant en nous.

Voici trois questions et réponses qui résument l'éventail des expériences que nous pouvons avoir en commençant. Dans le chapitre suivant, nous approfondirons la relation entre la pratique et les expériences et comment voyager sur la route de notre purification intérieure pour aller vers l'illumination spirituelle.

Ce n'est pas facile. Est-ce supposé l'être ?

Quelquefois, au commencement, il peut y avoir une résistance notable à la respiration spinale. Cela peut avoir plusieurs causes.

Au début, la cause la plus fréquente est la nouveauté de la chose. Nous passons tous par une période maladroite en apprenant la pratique. La première fois où nous sommes montés sur une bicyclette, avons-nous conduit sans heurt ? Bien sûr que non. En prendre l'habitude demande un peu de pratique. Ensuite, après un certain temps, monter à bicyclette devient plus facile. Il en va de même avec la respiration spinale. Il y a des degrés dans la maladresse. Pour certains, ce sera facile, alors que d'autres auront besoin au début d'un peu de temps pour s'ajuster. Souvenez-vous que c'est un processus simple qui n'a pas besoin d'être parfait. La respiration spinale revient à favoriser : une respiration lente et profonde, un chemin à l'intérieur de la colonne vertébrale de la racine au front. Quand nous errons ou nous sentons bloqués, nous revenons tout simplement à notre pratique.

La résistance à la respiration spinale peut avoir une autre raison : les obstructions du système nerveux. Ce sont des limitations neurobiologiques qui nous ont suivis à travers toute notre vie. Avec la respiration spinale, nous les incitons à se détendre et à se relâcher. Au commencement, la résistance de ces nœuds internes peut être tout à fait évidente. Certaines personnes auront du mal à passer à travers telle ou telle zone du corps avec l'attention et la respiration qui montent et descendent. La résistance peut être n'importe où, dans la région pelvienne, au plexus solaire, au cœur, à la gorge ou dans la tête. La résistance peut être perçue comme un blocage impossible à franchir ou comme une pression.

Que faire ? C'est simple. S'il y a une tension ou une résistance, nous passons à côté avec notre attention et notre respiration. Nous l'évitons, tout simplement. Nous n'essayons jamais de forcer cette résistance intérieure. Nous la caressons gentiment au passage avec notre attention et notre respiration. Cela produit une bonne purification sans être inconfortable. Le malaise vient si on force à travers une obstruction, ce que nous ne faisons jamais avec la respiration spinale. Nous l'effleurons simplement au passage. Ce que nous n'aurons pas dissous la première fois, ce sera la suivante ou la suivante ou la 10'000e fois, peut-être des années de pratique plus tard. Ainsi, nous purifions notre neurobiologie interne. Et pendant tout ce temps, nous aurons de moins en moins de résistance et davantage de clarté et de fluidité.

Avec chaque séance de respiration spinale, nous voyageons toujours plus profond à l'intérieur de nous-mêmes, en route vers des royaumes d'une paix et d'une joie plus grande.

Où est le nerf spinal ? Je n'arrive pas à le trouver.

Imaginez que vous êtes un chercheur d'or et que vous venez de déposer une demande de concession pour un morceau de territoire plein de promesses ou vous pensez trouver de l'or. Peut-être avez-vous trouvé une ou deux petites particules qui vous incitent à commencer à creuser. Ou bien vous achetez la concession parce que vous avez vu l'or que d'autres ont trouvé à côté. Quelle que soit la raison, vous commencez à creuser même si vous n'avez vu qu'un peu d'or ou même pas du tout. Vous pouvez imaginer que l'or est là dans la terre et vous creusez jusqu'au moment où votre rêve devient réalité.

Il en va de même avec la respiration spinale. En montant et en descendant avec la respiration, nous imaginons le nerf spinal. L'imaginerons-nous toujours ou à un moment donné le verrons-nous pour de vrai ?

A mesure que la purification avance, nos expériences intérieures avancent aussi. Le nerf spinal se révèle. C'est une découverte remarquable que tous nous pouvons faire, car tous nous avons un nerf spinal. Chaque personne en a un ! Notre existence même prouve qu'il est là. De même que la moelle épinière est l'autoroute principale du système nerveux, le nerf spinal est l'autoroute principale de notre conscience se manifestant sur cette terre. C'est à travers le nerf spinal que nous arriverons à connaître jusqu'où vont nos dimensions internes et la source de tout ce que nous sommes.

Vraisemblablement, nous ne verrons pas tout cela le premier jour de notre respiration spinale. Peut-être un aperçu. Assez pour savoir qu'il y a de l'or dans ces collines ! Assez pour avoir la motivation pour continuer notre pratique deux fois par jour, pour continuer de suivre le nerf spinal avec notre visualisation, montant et descendant de notre périnée racine jusqu'au centre de notre front, allant de l'un à l'autre en passant à l'intérieur du centre de notre colonne vertébrale. A mesure que, sans effort, nous imaginons voyager ce chemin encore et encore, de lui-même il se révélera à nous, et nous révélera encore beaucoup plus, plus que nous ne l'avions jamais imaginé.

J'étais dans un immense espace plein de béatitude. Qu'est-ce que c'était ?

C'était le nerf spinal. Effectivement, il peut être cela. C'est un paradoxe. Comment un si petit nerf peut-il devenir aussi grand ? C'est la nature essentielle de notre neurobiologie. Notre système nerveux est la porte sur l'immense espace intérieur. Plus que cela, il est la porte d'une paix, d'une intelligence, d'une énergie, d'une félicité extatique et d'un amour infini, inimaginables. Tout cela à l'intérieur d'un petit nerf minuscule. C'est l'infini dans une bouteille et nous sommes cette bouteille !

Pour en arriver là, nous ne pouvons pas forcer notre chemin. Nous purifions en douceur notre système nerveux pour qu'un jour ce qui est en nous se révèle comme une expérience de tous les instants. C'est pour cela que nous pratiquons la respiration spinale.

Même dans cet espace élargi, la pratique continuera. Nous favorisons sans effort la respiration lente et profonde tout en suivant le chemin entre la racine et le front.

L'expérience peut évoluer de bien des façons suivant le cours de notre purification intérieure. Ce n'est pas à nous d'en gérer le détail. Les expériences sont un sous-produit de notre pratique. Nous faisons toujours passer la pratique avant les expériences. Nous n'essayons pas de refuser les expériences. Nous favorisons sans effort notre pratique de la respiration spinale par rapport à n'importe quelle expérience, même un magnifique épanouissement intérieur. C'est important.

La purification est différente pour chacun, étant fonction de chaque matrice individuelle d'obstructions internes. Notre espace intérieur peut se révéler de bien des façons. Il peut se dévoiler avec certaines couleurs, parfois accompagnées de lumière blanche. Il peut être davantage dans le registre émotionnel, dans la sensation de nos dimensions intérieures. Il peut s'accompagner de sons, de goûts ou d'odeurs. Tous nos sens fonctionnent dans l'espace intérieur.

Mais, rien de tout cela n'est le but de la respiration spinale. Nous plongeons dans l'espace intérieur pour mieux en revenir pour mettre à profit nos qualités intérieures dans le monde extérieur de notre vie quotidienne. La respiration spinale est une technique pratique. Nous ne la faisons pas pour nous évader. Nous la faisons pour être totalement présent à qui nous sommes et à ce que nous sommes. A partir de là, nous pouvons vivre notre vie dans toute sa plénitude.

Quand nous saurons qu'intérieurement nous sommes infinis, nous verrons que toute chose dans le monde qui nous entoure a cette même qualité, l'infini. Nul besoin de l'imaginer, cela deviendra notre perception directe. En visualisant le nerf spinal, nous découvrons non seulement le nerf spinal, mais en fin de compte la nature de chacun et de chaque chose que nous voyons et avec lesquelles nous entrons en relation dans notre vie quotidienne. Notre qualité de vie s'élève ainsi à un niveau inconnu jusqu'alors.

Le voyage vers l'espace intérieur fait sens. En nous intériorisant, nous connaîtrons la réponse à la question, « qu'est-ce que je fais ici ? ». Nous sommes ici pour découvrir la vérité qui est en nous, vérité qui se reflète ensuite dans tout ce que nous voyons autour de nous.

Améliorer l'efficacité de la respiration spinale

A ce stade, vous avez sans doute remarqué que la respiration spinale est plus importante qu'il ne semblait au premier abord. Ne vous y trompez pas. Nous mettons en œuvre une des technologies les plus sophistiquées de ce monde. Avec une simple technique respiratoire, nous ouvrons notre immense cosmos intérieur, ce qui a des répercussions profondes dans notre monde extérieur. Quand il est cultivé correctement, le système nerveux humain peut révéler des merveilles et changer de façon spectaculaire la qualité de notre vie. Nous sommes la porte qui fait la jonction entre les réalités internes et externes de l'existence et nous pouvons le vérifier par l'expérience directe.

Ce que nous avons couvert jusqu'ici est l'essence de la respiration spinale, une respiration lente et profonde qui suit le nerf spinal entre la racine et le front, montant à l'inspiration et descendant à l'expiration. Tel quel, c'est le levier de contrôle le plus simple pour utiliser la respiration combinée avec l'attention pour transformer notre présence dans le système nerveux humain en une expérience cosmique continue. La respiration spinale, suivie de la méditation profonde nous conduira sûrement sur le chemin vers la paix intérieure, la créativité, une énergie sans limites et le bonheur dans notre vie de tous les jours.

Maintenant, nous aimerions ajouter plusieurs compléments à notre respiration spinale qui aideront à améliorer l'efficacité de la pratique. Ce sont des options à prendre ou à laisser suivant vos besoins. Alors que la respiration spinale de base est vraiment simple et efficace, d'autres choses peuvent être faites pour augmenter son influence dans le système nerveux. C'est vrai du pranayama en général ce qui explique qu'on puisse trouver pas mal de complexité dans les nombreuses écoles de pranayama. Nous allons essayer de rester simples. D'un autre côté, nous ne voulons pas ignorer des moyens permettant d'améliorer l'efficacité de notre pratique. Nous sommes toujours ouverts à cette possibilité, aussi longtemps que nous ne nous égarons pas sur des chemins détournés qui pourraient diluer notre pratique.

Nous allons examiner quatre aspects additionnels pouvant être incorporés dans notre pratique de la respiration spinale. D'autres pourront être ajoutés à notre routine à mesure que nous avancerons. Ces méthodes sont décrites dans les autres enseignements AYP sur les mudras, bandhas et les sujets associés. Ajouter les quatre compléments suivants sera plus que suffisant pour donner un rendement quasiment optimal à notre pratique de la respiration spinale. Ne les ajoutez pas tous en même temps ! Une fois à l'aise avec ce que vous avez déjà appris, essayez-en un, trouvez la stabilité dans votre pratique journalière et ensuite ajoutez en un autre, si vous en sentez l'appel et ainsi de suite. Cela peut demander des jours, des semaines ou des mois entre ces additions. Ne rien ajouter est également correct. C'est votre choix. Si vous en avez trop fait, revenez simplement en arrière jusqu'au niveau de pratique qui vous est confortable, sachant qu'en suivant le nerf spinal avec une respiration lente et profonde vous avez l'essentiel de la pratique bien en main. Tout ce qui vient en plus n'est que la cerise sur le gâteau.

La respiration yogique complète

Dans certaines écoles de yoga, vous n'apprenez aucune méthode de pranayama avant d'avoir appris à respirer, respirer de façon yogique, bien sûr. C'est un peu injuste. Après tout, nous savons tous comment respirer, sinon, nous ne serions pas là. Afin de progresser sans attendre nous avons bondi dans le pranayama de la respiration spinale, sans trop nous poser de questions. Si vous pouvez respirer et visualiser ne serait-ce qu'un tout petit peu, vous pouvez le faire. C'est le cas de presque tout le monde.

Maintenant que vous êtes dans le bain, nous pouvons proposer la respiration complète afin que vous retiriez le maximum de votre pranayama de la respiration spinale. En quoi consiste la respiration complète yogique ?

Pour dire les choses simplement, c'est une respiration saine. Mais pas seulement, c'est une respiration qui monte dans le corps avec l'inspiration et redescend avec l'expiration, de sorte qu'elle convient tout à fait au pranayama de la respiration spinale. Nous allons la décrire.

En raison de nos vies pressées et quelquefois de la coupe de nos vêtements, nous tendons souvent à avoir une *respiration thoracique*, à respirer surtout avec la poitrine. La respiration complète yogique commence plus bas, dans l'abdomen. Tout le monde a entendu parler de la *respiration ventrale*. La respiration yogique commence là. Quand nous inspirons, nous commençons dans l'abdomen. Nous utilisons le diaphragme pour abaisser la cavité pulmonaire, la dilatant pour attirer l'air. En faisant cela, le ventre se gonfle d'où l'expression de *respiration ventrale*. C'est la façon naturelle d'inspirer, celle que nous utilisions quand nous étions des bébés avant de rencontrer les pressions du monde extérieur.

Pour continuer la respiration complète, une fois que le diaphragme a atteint sa limite confortable en dilatant et remplissant les poumons, nous dilatons la cavité de la poitrine comme nous le faisons habituellement dans la respiration thoracique. Nous avons commencé avec l'abdomen. Maintenant, nous gonflons la poitrine pour amener davantage d'air. Une fois, atteint une limite confortable, nous soulevons légèrement les clavicules pour remplir d'air le dernier petit espace libre au sommet de nos poumons. Le tout, partant de l'abdomen, à travers la poitrine jusqu'aux clavicules, représente une inspiration yogique complète.

L'expiration est, simplement, l'inverse de ce qui précède. Tout d'abord, nous relâchons les clavicules. Ensuite, nous laissons la poitrine expirer l'air. Finalement, nous laissons le diaphragme monter permettant ainsi aux poumons de revenir à leur capacité minimum. Ensuite, le cycle repart avec une nouvelle inspiration.

Avec un peu de pratique, toute la respiration yogique complète peut se faire doucement, sans effort, d'un seul mouvement souple à l'inspiration et d'un autre mouvement souple à l'expiration. Il est facile d'en prendre l'habitude tout en pratiquant la respiration spinale. Cela nous permet de traiter davantage d'air et ainsi, d'améliorer l'efficacité de la respiration spinale. Nous n'y pensons même plus en faisant notre respiration spinale et notre attention suit le nerf spinal comme décrit précédemment.

La respiration yogique est également une respiration saine qui, en pratique, peut nous apporter ses bienfaits dans la vie quotidienne. Non pas que nous soyons consciemment en train de la faire toute la journée, ce ne serait pas très réalisable. Mais nous constaterons, en développant cette habitude dans notre respiration spinale, qu'avec le temps, elle se manifestera automatiquement dans notre vie de tous les jours sans même avoir à y penser. C'est, en fait, un principe fondamental dans toute la pratique du yoga. Nous augmentons notre présence intérieure et notre relaxation avec la respiration spinale et avec le temps nous constatons toujours davantage cette dilatation intérieure et cette relaxation dans la vie quotidienne. Il en va de même avec la méditation profonde (davantage de silence intérieur dans la vie), les postures de yoga (davantage de souplesse dans la vie) et les autres pratiques journalières de yoga. Il s'agit toujours d'enrichir notre vie en dehors des pratiques. C'est le vrai bénéfice des pratiques yogiques et la raison principale de les faire. Utiliser la respiration yogique complète avec le pranayama de la respiration spinale en fait partie et passera sans effort de notre pratique journalière à notre vie de tous les jours amenant avec elle plus de relaxation et une meilleure santé.

Ouvrir à l'inspiration, restreindre à l'expiration

Quand nous pratiquons la respiration spinale, nous pouvons réguler le passage de l'air à travers notre gorge de façon à améliorer le processus. A l'inspiration, on ouvre la gorge plus large que d'habitude et on la resserre à l'expiration en utilisant l'épiglotte. Nous obtenons ainsi un meilleur contrôle du flux de l'air, spécialement pendant l'expiration et nous améliorons le volet *contrôle* de notre pranayama. Rappelez-vous que pranayama veut dire la maitrise du prana (la respiration).

En inspirant lentement et profondément, tout en suivant avec notre attention le trajet du nerf spinal vers le haut, de la racine au front, nous laissons notre gorge se détendre et l'arrière de la gorge s'ouvrir plus largement qu'à l'habitude. Il ne s'agit pas d'une chose extrême, simplement de favoriser une large ouverture de l'arrière de la gorge. Cela produit une stimulation bénéfique dans la zone située derrière la région de la gorge, la partie supérieure de la colonne vertébrale et la médulla oblongata (le bulbe rachidien). Cela seulement pendant l'inspiration.

En expirant lentement, tout en suivant avec notre attention le trajet du nerf spinal vers le bas, du front à la racine, nous pouvons gentiment restreindre le flux de l'air expiré par les poumons en fermant partiellement l'épiglotte, le clapet situé à la base de la langue. L'épiglotte sert à fermer la trachée quand nous avalons et quand nous retenons notre souffle de façon naturelle. Dans la respiration spinale, nous fermons à l'expiration l'épiglotte de manière à produire le son d'un léger sifflement profond dans notre gorge, ce qui va réguler la sortie de l'air de nos poumons. Cette restriction va nous permettre d'allonger la durée de notre expiration (il est correct que l'expiration soit plus longue que l'inspiration) et également de mettre pendant l'expiration une pression positive dans les poumons qui va stimuler les effets de purification et d'ouverture de notre pranayama de la respiration spinale.

Nous n'utilisons pas ce genre de restriction à l'inspiration pour deux raisons : premièrement, nous voulons bénéficier de la pratique consistant dans l'ouverture de la gorge pendant l'inspiration et de la stimulation du tronc cérébral qu'elle apporte. Deuxièmement, restreindre le flot de l'air avec l'épiglotte pendant l'inspiration crée une pression négative dans les poumons qui n'est pas saine pour eux si c'est fait pendant une période de temps prolongée.

Avec ces deux manœuvres de la gorge, qui à mesure que notre pratique devient automatique, se simplifieront pour ne plus faire qu'un seul processus, nous faisons plusieurs choses à la fois pendant la respiration spinale ce qui aide à la régulation de la pratique et en améliore les résultats d'une façon significative.

Lever doucement les yeux

Dans notre pratique journalière, nous faisons la respiration spinale les yeux fermés, en suivant le trajet du nerf spinal, montant à l'inspiration et descendant à l'expiration tout en respirant lentement et profondément. Le nerf spinal, que nous stimulons ainsi, est l'autoroute centrale du système nerveux. En vivifiant le nerf spinal par la combinaison de l'attention qui monte et descend avec le contrôle du souffle, nous stimulons le système nerveux tout entier d'une façon à la fois énergisante et relaxante à un niveau très profond. Avec le temps, en avançant dans notre pratique journalière, un éveil graduel va se produire que nous appelons la *conductivité extatique*. On la remarque tout d'abord comme une sensation agréable qui semble se connecter instantanément à travers le corps. A mesure que cela se développe, nous constatons que cette montée de la conductivité extatique est stimulée et régulée par le cerveau qui comprend en fait l'extrémité supérieure du nerf spinal. La région qui va du point entre les sourcils jusqu'au centre du cerveau est d'une importance particulière. Cette zone de la neurobiologie du cerveau a été appelée le *troisième œil.* Sa stimulation fait partie de notre respiration spinale normale. Pour améliorer notre respiration spinale, nous pouvons apporter une stimulation additionnelle à cette zone en prenant l'habitude de lever légèrement les yeux pendant la respiration spinale. Cela n'a rien d'extrême ou d'héroïque, il s'agit simplement de lever un peu les yeux. En le faisant, nous pouvons également placer une très légère intention de froncer au centre du front. Pas assez pour que ce froncement au centre du front apparaisse physiquement. Seulement pour sentir à cet endroit une intention physique. Le fait de lever un peu les yeux, combiné avec cette légère intention de froncer, place une stimulation supplémentaire dans la zone correspondant au troisième œil, l'extrémité supérieure du nerf spinal.

Il est important de souligner que c'est une addition physique à la respiration spinale et non une addition mentale. Dès que cette douce élévation des yeux avec un léger froncement devient une habitude, nous ne lui donnons plus aucune attention. Cela devient une habitude physique et une habitude peu contraignante. Notre attention favorise toujours le tracé du nerf spinal pendant le pranayama de la respiration spinale. S'il y a autre chose à faire dans la respiration spinale, nous ne lui donnons notre attention que le temps nécessaire pour qu'elle devienne une habitude physique. Ensuite, nous n'y pensons plus. C'est valable pour la respiration yogique complète, l'ouverture et le resserrement de la gorge et la légère élévation des yeux. Aucune de ces techniques n'est mentale, ce sont seulement des habitudes physiques que nous développons pour avoir des effets précis en faisant la respiration spinale. En définitive, quand tous les aspects physiques de la respiration spinale sont devenus automatiques, notre seule procédure mentale est de suivre sans effort le nerf spinal en montant et en descendant. C'est très important.

A mesure que nous avançons dans nos pratiques et si nous en avons le désir, nous pourrons ajouter d'autres moyens physiques à notre respiration spinale. Il y est fait allusion plus loin dans ce livre et des instructions détaillées sont disponibles dans d'autres livres AYP.

Si jamais, dans notre respiration spinale, nous constatons que nous sommes continuellement distraits dans nos tentatives de suivre le nerf spinal à la montée et à la descente, il est bien possible que nous soyons en train d'ajouter trop d'éléments à la fois. Si nous essayons de pratiquer à la fois la respiration yogique complète, l'ouverture et le resserrement de la gorge, la levée des yeux et d'autres éléments encore, il devient difficile de pratiquer efficacement. Il vaut mieux prendre chaque élément l'un après l'autre et attendre que chacun devienne une habitude ne demandant plus d'attention avant d'en rajouter un autre. De cette façon, nous pouvons graduellement construire notre pratique de la respiration spinale sans mettre une tension inutile sur l'ensemble de la pratique.

Courants froids et chauds

Dans la respiration spinale, la tendance naturelle de l'énergie est d'être froide à la montée et chaude à la descente. Quand nous sommes capables de le percevoir et de l'incorporer tout en suivant le nerf spinal avec notre attention, cela nous aide à percevoir le nerf spinal et à ouvrir et à purifier plus efficacement notre neurobiologie dans tout le corps.

Nous pouvons utiliser une méthode pour améliorer notre perception des courants froids et chauds.

Si nous plissons nos lèvres pour inspirer, nous pouvons remarquer la fraîcheur de l'air qui passe à travers pour aller dans la gorge et les poumons. Si nous plissons nos lèvres pour expirer, nous pouvons sentir l'air chaud sortant de nos poumons à travers la gorge et les lèvres. Maintenant, si nous pratiquons sans plisser les lèvres, nous pouvons encore remarquer la fraîcheur et la chaleur de l'air qui rentre et sort des poumons, n'est-ce pas ? Nous pouvons encore remarquer cette fraîcheur et cette chaleur si nous fermons la bouche pour respirer par le nez. Pouvez-vous le sentir, maintenant ?

C'est ce que nous utilisons pour la respiration spinale. Il s'agit simplement de transférer la sensation (froide ou chaude) ressentie dans la gorge et les poumons sur le chemin de notre attention dans la respiration spinale, montant et descendant le nerf spinal. Nous pouvons l'inclure en suivant la respiration qui monte et descend le nerf spinal. En plus de suivre la respiration tout du long, en haut et en bas du nerf spinal, nous prenons également avec nous les sensations de fraîcheur et de chaleur dans notre voyage vers l'espace intérieur. De cette façon, nous améliorons l'efficacité de notre pratique.

Avec le temps, cela devient une habitude, tout comme les autres compléments déjà discutés. Comme toujours, l'attention continuera à suivre le nerf spinal pendant notre respiration spinale. Tous ces compléments, s'ils sont ajoutés avec prudence, pas à pas, amélioreront l'efficacité de notre pratique.

Prenez toujours bien votre temps avant d'aborder de nouveaux aspects de la pratique, que ce soit en ajoutant la respiration spinale avant la méditation ou en ajoutant la méditation profonde après la respiration spinale. Assurez-vous, toujours, d'être stables et confortables dans une pratique avant d'essayer d'en ajouter une autre. Il en va de même, quand il s'agit d'améliorer une de nos pratiques avec des caractéristiques additionnelles. Si nous essayons d'en prendre trop à la fois, une pratique simple comme la respiration spinale peut rapidement devenir ingérable. Nous pouvons alors perdre notre motivation à pratiquer ce qui ne nous rend pas service. Gérons toujours la progression de nos pratiques afin qu'elles ne posent pas de problèmes et soient aussi confortables que possible, sachant que toute nouvelle adjonction nécessitera une certaine mise au point avant de devenir une habitude facile. En procédant ainsi, il n'y aura pas de limite à notre avancée avec la respiration spinale, pas de limite à notre voyage au plus profond des royaumes extatiques de l'espace intérieur

Les possibilités

Nous pouvons commencer à pratiquer le pranayama de la respiration spinale pour bien des raisons. Peut-être avons-nous entendu dire qu'il aidait à se relaxer. C'est certainement le cas. Ou bien, le pranayama nous a été recommandé pour un problème de santé. Effectivement, la respiration spinale peut faire des merveilles pour aider à équilibrer nos énergies intérieures. Souvent, des déséquilibres énergétiques internes peuvent être la cause de problèmes physiques. Ou bien, nous sommes venus au pranayama de la respiration spinale pour des raisons spirituelles, la poursuite de cet état insaisissable appelé *illumination.*

Quelle que soit notre raison pour commencer la respiration spinale, c'est une raison bien suffisante. En fait, peu importe pourquoi nous avons commencé. L'important est d'avoir commencé !

Si nous nous engageons dans une pratique deux fois par jour et lui laissons le temps de faire son œuvre, les bénéfices seront là. La beauté de la chose est que peu importe ce que nous cherchons, nous en aurons les bénéfices le moment venu, relaxation, bonne santé et à la fin l'illumination aussi.

Les possibilités sont donc très larges, globales pourrait-on dire. Globales en nous et globales autour de nous. Oui, en commençant la respiration spinale, non seulement nous ouvrons et nous purifions toute l'échelle des possibilités qui sont en nous, mais de plus, nous ouvrons les possibilités en chacun et en toute chose autour de nous. Comment est-ce possible?

Dans le chapitre précédent, il a été décrit comment notre ouverture intérieure peut révéler que toute chose autour de nous est l'expression de notre propre conscience intérieure, de notre immense espace intérieur. C'est une théorie intéressante, une possibilité intéressante que nous pouvons tester pour nous-mêmes en nous engageant quotidiennement dans le pranayama de la respiration spinale, la méditation profonde et les autres pratiques. Toutefois, si nous mettons de côté la mise à l'épreuve de théories, il reste une seule raison simple de pratiquer : *la liberté*.

Nous aimerions tous être libres, être heureux dans toutes les situations où nous met la vie et par-dessus tout être en paix au milieu de la bataille de la vie. Une fois dans cette situation, nous serons en mesure de faire ce à quoi nous aspirons tous intérieurement : *donner*.

Ces deux mots, *liberté* et *don*, représentent les possibilités ultimes que peut apporter notre pratique de la respiration spinale. Avec la respiration spinale, nous préparons le terrain permettant au silence intérieur de prendre racine dans notre système nerveux et nous cultivons également nos dimensions intérieures extatiques. Les deux sont les graines de la liberté et du don.

Dans la tranquillité, nous trouvons une liberté absolue au milieu de toutes les circonstances de la vie. Et, dans le flot extatique de nos royaumes intérieurs, nous trouvons les prémices d'un flot se déversant dans notre environnement physique. Ce flot extérieur est un don, un don très spécial. Un débordement d'amour divin qui vient de l'intérieur et passe à travers nous. Il vient sans effort et élève chacun et chaque chose autour de nous. A mesure que dans le silence intérieur nous devenons libres et extatiquement conducteurs, ce processus se fait de lui-même dans le cours de nos activités habituelles dans notre vie quotidienne.

Alors que la vie semble continuer comme avant, ce qui se passe en nous et autour de nous est loin d'être ordinaire. Nous passons par le processus de la transformation spirituelle humaine, la montée du silence intérieur, de la félicité extatique et du débordement de l'amour divin. Les conséquences en sont extraordinaires. En fait, le monde peut être transformé pour le meilleur par ce processus, chaque cœur est élevé et illuminé par l'énergie qui émane ne serait-ce que d'une seule personne.

Nos possibilités sont vraiment profondes et le pranayama de la respiration spinale est un des tout premiers moyens pour concrétiser le grand potentiel pour le bien qui existe en nous et dans le monde.

Relaxation ? Oui. Bonne santé ? Absolument. Illumination ? Pourquoi pas ?

Maintenant, examinons plus en détail comment gérer, en pratique, le processus de purification et d'ouverture qui se produit dans notre système nerveux grâce à notre pranayama de la respiration spinale.

Chapitre 3 – Un voyage vers l'espace intérieur

Il y a une bonne raison d'utiliser le mot « voyage ». Quand nous commençons à pratiquer le pranayama de la respiration spinale, nous n'arrivons pas instantanément dans nos royaumes intérieurs. C'est un *voyage*. A n'importe quel moment de notre voyage, nous pouvons avoir des avant-goûts de la destination, mais l'arrivée véritable est encore loin sur la route. Sur le chemin, il y aura bien des paysages, certains susceptibles de nous distraire et il sera sage de préférer notre pratique au paysage. Cela demande passablement d'habileté pour le faire, pour voyager sur la route de notre purification et de notre ouverture. Dans ce chapitre, nous examinerons plus à fond les différents types d'expérience qui peuvent se produire et comment y faire face pour être sûr de continuer notre progression.

Nous examinerons également les aspects les plus pointus de la respiration spinale et comment garder notre pratique régulière et stable sur le long terme. C'est une pratique au long cours qui apportera les résultats les plus grands.

Enfin, nous verrons l'épanouissement du processus, l'émergence de la conductivité extatique, l'ouverture de notre conscience sensorielle interne et le raffinement des deux en un mariage permanent avec notre silence intérieur inébranlable.

Mis ensemble, les différents points que nous allons examiner peuvent donner une compréhension et une clarté plus profondes de la nature de la respiration spinale, de la façon de la pratiquer et des résultats que nous pouvons avoir dans notre système nerveux à mesure que nous approchons toujours plus de notre destination.

Gérer notre purification et notre ouverture

En progressant dans notre pratique journalière de la respiration spinale, nombre de questions vont surgir. Elles sont liées tant aux mécanismes de la pratique qu'aux expériences qui en résultent. Certaines peuvent être vraiment étranges. Nous les examinerons, une à une, avec le souci d'apporter de la clarté à l'ensemble du processus afin que notre pratique puisse se poursuivre sans heurt et efficacement pendant des mois et des années. C'est grâce à une pratique stable à long terme que nous aurons les résultats ultimes.

La durée d'un cycle de respiration spinale

Quelle est la durée optimale d'un cycle de respiration spinale ? Même s'il serait facile de rendre cette question compliquée et stressante avec toutes sortes de règles, de ratios et d'autres, ce ne sera pas le cas dans notre approche. Nous n'avons pas besoin d'un chronomètre pour pratiquer cette forme facile de respiration spinale. Nous n'avons pas non plus besoin de nous battre pour satisfaire tel ou tel objectif de temps pour l'inspiration, l'expiration ou l'ensemble du cycle. C'est le cas dans certaines approches du pranayama, pas ici.

La durée d'un cycle de respiration spinale correspond au temps dont vous avez besoin pour faire une inspiration confortable et une expiration confortable en suivant les instructions données dans le chapitre précédent. C'est tout.

Le temps nécessaire sera différent pour chaque personne. Il peut être différent pour la même personne suivant les jours, en fonction de la purification du système nerveux. Il peut même varier au cours de la séance que nous sommes en train de faire. La durée est fonction des processus de notre neurobiologie interne et de notre métabolisme qui changent à mesure que la purification intérieure et l'ouverture progressent.

Dans la respiration spinale, nous favorisons une respiration confortable, lente et profonde, correspondant au point où nous en sommes au moment présent. C'est cela qui détermine la durée.

Parfois, pendant la respiration spinale, notre respiration va quasiment s'arrêter. A d'autres moments, elle ira vite. En général, elle se situera quelque part entre ces deux extrêmes. Tous ces scénarios sont corrects aussi longtemps que nous ne forçons pas dans un sens ou dans l'autre. C'est un processus naturel.

Pour ceux qui veulent savoir à quoi ressemble la durée d'un cycle de respiration spinale, sentez-vous libre de le mesurer. Mais ne vous fixez surtout pas des objectifs. Un cycle court est tout aussi efficace qu'un long. Le corps sait ce dont il a besoin, à chaque instant, pour atteindre la purification et l'ouverture. Avec la respiration spinale, nous donnons au corps l'opportunité de faire ce qu'il aimerait faire naturellement. Dès que nous forçons, nous mettons une tension excessive sur le système qui n'améliorera pas forcément les résultats.

Si on insiste, nous pouvons dire qu'une durée de cycle normale se situe pour la plupart des personnes entre quinze et trente secondes. Cela peut être plus ou moins en fonction de facteurs personnels et des dynamiques internes de purification et d'ouverture.

La durée d'une séance de respiration spinale

La durée de notre séance de respiration spinale sera largement déterminée par ce qui se passe dans notre système nerveux. Toutefois, une règle est nécessaire pour la durée de notre séance. Nous fixons une durée pour notre pratique et nous nous y tenons tant que nos expériences ne nous montrent pas que nous devons l'augmenter ou la diminuer.

Quand nous apprenons, nous commençons par cinq minutes de respiration spinale, deux fois par jour, suivies de notre séance de méditation. Pour la plupart, ce sera un bon point de départ. Après quelques semaines, une fois la pratique devenue stable et sans problème, nous pouvons souhaiter l'augmenter. Nous pouvons essayer, disons, dix minutes. En ajoutant la méditation juste après, cela représente une séance équilibrée. Plus que suffisante pour la plupart des personnes. Pourtant, après quelque temps, une fois la routine stabilisée, certains en voudront davantage.

L'important est de trouver une routine stable, une durée constante que nous puissions maintenir à long terme. Nous ne devrions augmenter notre temps de pratique qu'à petits pas avec précaution et seulement quand notre pratique est restée stable et sans heurt pendant au moins plusieurs semaines.

Plusieurs mois seraient encore mieux. Si nous en faisons trop, nous le découvririons très vite et ce sera le moment de revenir en arrière à une pratique plus courte et plus stable. Nous discuterons ce point en détail dans ce chapitre sous la rubrique « Self-Pacing » (gérer soi-même sa pratique pour aller à son propre rythme).

Dans certaines écoles de pranayama, on conseille de faire des séances de pranayama le plus longtemps possible, des heures dans certains cas extrêmes. L'idée est que plus on en fait, mieux c'est, comme si en totalisant un certain nombre d'heures de pratique on obtenait l'illumination. Si nous pouvions les faire toutes le prochain week-end ce serait donc le mieux pour notre évolution. Eh bien, peut-être est-ce vrai pour certains enseignements, mais cela reste encore à démontrer.

Notre position est que la durée correcte est fonction du processus interne de purification et d'ouverture de chacun. Il n'y a pas une durée fixe. C'est à chacun de la trouver à travers son expérience.

Commencer avec cinq minutes est une recommandation, ce n'est pas un absolu. Aller vers dix minutes pour notre pratique à long terme est aussi une recommandation. Cela peut être plus ou moins pour chaque personne en fonction des facteurs internes. Nous ne pourrons savoir ce qui nous convient qu'en acquérant un peu d'expérience pratique. Quel qu'en soit le résultat, il sera sage de garder notre durée de pratique relativement stable à travers le temps. Nous aurons alors une bonne habitude et serons en position d'avoir un progrès continu avec confort et sécurité.

Utiliser l'horloge ou compter ses respirations

Dans les enseignements du passé du pranayama, on n'utilisait pas l'horloge pour mesurer la durée des séances. Il n'y avait pas d'horloges ! A la place, on comptait ses respirations. Jusqu'à ce jour, cette méthode de compter continue à être utilisée dans de nombreuses approches traditionnelles du pranayama de même que dans d'autres formes de pratique spirituelle.

Pour compter, on utilise un chapelet. En Orient, ça s'appelle un *mala*. En Occident, un *rosaire*. Il peut également porter d'autres noms. C'est un outil pour compter et mesurer notre séance de pratique.

Si nous avons déjà l'habitude de cette méthode, nous pouvons l'utiliser pour notre pranayama de la respiration spinale. Tout ce que nous avons à faire est de convertir en temps notre cycle habituel. Par exemple, si notre cycle habituel est de trente secondes alors cinq minutes de respiration spinale correspondront à dix cycles respiratoires. Dix minutes à vingt cycles, et ainsi de suite. Cela peut se révéler un peu compliqué, particulièrement si on considère que notre cycle respiratoire peut varier suivant la purification qui se passe à l'intérieur. De sorte que, dix cycles respiratoires ne correspondront pas forcement à cinq minutes de pratique. Mais si nous avons une forte préférence pour cette méthode, cela peut se faire. Ceux qui sont déjà accoutumés à utiliser un mala ou un rosaire peuvent certainement continuer à l'utiliser pour la respiration spinale.

Ceux qui débutent, ou qui recherchent une méthode facile pour mesurer la durée des séances, préfèreront vraisemblablement l'utilisation d'une horloge, particulièrement s'ils font la méditation profonde juste après le pranayama, méditation qui se fait aussi avec une horloge.

Si vous ajoutez le fait que nous avons tous une horloge biologique interne qui peut être programmée de façon tout à fait précise, nécessitant seulement une vérification occasionnelle (jeter un coup d'œil à l'horloge est correct), l'utilisation de l'horloge pour la durée d'une session sera préférée par la plupart. Après tout, c'est une approche moderne du pranayama de la respiration spinale qui met en valeur la facilité d'utilisation tout en gardant le maximum d'efficacité. L'horloge est un bon outil pour atteindre cet objectif, elle est donc recommandée.

Mélanger la respiration spinale à d'autres pratiques

Il est facile d'ajouter des suppléments à notre pratique de base de la respiration spinale. En fait, c'est une grande tentation pour beaucoup de pratiquants, spécialement pour ceux qui se sont formés avec d'autres pratiques. Il n'est pas difficile de trouver des enseignements qui alourdissent la respiration spinale de toutes sortes de systèmes de concentration, de mantras et d'autres. C'est souvent en relation avec des traditions culturelles qui remontent à des centaines d'années en arrière.

On constate que la forme la plus simple de la respiration spinale est tout aussi efficace ou même plus, que d'autres qui ajoutent de nombreuses couches de pratiques additionnelles.

Nous ajoutons quelques fonctionnalités à la forme simple de respiration spinale proposée ici. Nous le faisons pour améliorer les mécanismes de la procédure de base et aucune de ces additions ne demande de diviser l'attention plus longtemps que nécessaire pour acquérir un automatisme pendant la pratique. Cela vaut tout aussi bien pour la respiration yogique complète, l'ouverture et la restriction de l'air dans la gorge, l'élévation douce des yeux et l'incorporation de la sensation de courants froids et chauds tout en suivant le nerf spinal. Si nous choisissons d'aller encore plus loin en étudiant d'autres enseignements AYP, d'autres adjonctions seront possibles, mais aucune n'aura pour but de diviser l'attention. C'est un point clé.

Dans le pranayama de la respiration spinale, il est d'une importance vitale que l'attention soit libre de suivre le nerf spinal avec le minimum de distractions et d'interruptions. C'est pourquoi nous n'essayons pas de prendre l'habitude de trop de compléments additionnels à la pratique en même temps. Pour cette raison, également, nous ne « méditons » pas pendant la respiration spinale.

Le pranayama et la méditation sont dans le yoga deux pratiques séparées et dans l'approche AYP nous ne les combinons pas. D'abord, nous faisons notre pranayama de la respiration spinale et ensuite, juste après, la méditation. Les deux ne doivent jamais être faits en même temps. De cette façon, nous retirons le bénéfice maximum de la pratique simple et efficace de cultiver le système nerveux en suivant le nerf spinal pendant la respiration spinale et le maximum de bénéfice de la pratique simple et efficace d'amener le mental et le système nerveux à leurs niveaux les plus profonds de tranquillité grâce à la méditation profonde. Ces deux pratiques ne peuvent se faire en même temps avec succès. Diviser l'attention, que ce soit dans l'une ou dans l'autre pratique, ne peut qu'en réduire l'efficacité.

Le pranayama de la respiration spinale est la préparation idéale à la méditation profonde et la méditation profonde, faite après de façon séparée, améliore considérablement nos séances de respiration spinale et avec le temps, l'ensemble de nos résultats. Aucune des deux pratiques ne peut remplacer l'autre et aucune ne gagne à être faite en même temps que l'autre.

Parfois, pendant la respiration spinale, nous nous surprenons à réciter un mantra ou à faire quelque autre pratique apprise à une autre époque. Si cela vient spontanément, c'est correct. Nous ne le favorisons pas. Nous n'essayons pas non plus de le repousser. Nous revenons simplement à notre pratique qui consiste à respirer profondément et lentement tout en suivant notre nerf spinal de la racine au front. C'est de cette façon que nous traitons les distractions qui peuvent se produire pendant notre pratique. Comme nous le verrons, les distractions prennent bien des formes et nous les traitons toutes de la même façon. Pendant notre séance de respiration spinale, nous favorisons toujours sans effort la procédure de notre pratique par rapport à tout ce qui peut venir d'autre.

La respiration alternée

La respiration alternée par le nez est une technique bien connue, utilisée pour la relaxation et dans de nombreux systèmes de yoga. Elle consiste à fermer une narine avec le pouce, à expirer et inspirer lentement et ensuite à changer en fermant l'autre narine avec un des autres doigts pour expirer et inspirer à nouveau et ainsi de suite en alternant les narines.

Même, s'il est certainement possible d'utiliser la respiration alternée avec notre pratique de la respiration spinale, ce n'est pas recommandé. Cela fait double emploi avec la respiration lente et profonde que nous faisons dans la respiration spinale et complique la pratique sans pour autant ajouter de résultats significatifs. Il y a bien assez de compléments qui peuvent être ajoutés au pranayama de la respiration spinale qui produisent des résultats tangibles. Certains ont déjà été décrits dans ce livre, d'autres sont disponibles dans les autres écrits AYP.

Si nous avons pris l'habitude d'utiliser la respiration alternée pour la relaxation, on peut continuer à l'utiliser avec modération en dehors de notre pratique de la respiration spinale si nous en ressentons une forte envie. Mais faites attention à ne pas trop en faire. Si nous pratiquons plus d'un pranayama, les effets seront cumulatifs. C'est la raison pour laquelle il vaut mieux pour ceux qui souhaitent commencer la respiration spinale, utiliser une seule technique jusqu'à ce que la routine de la pratique soit bien établie et stable. A partir de là, on peut envisager des pratiques additionnelles, une seule à la fois.

Le pranayama est un domaine de connaissance complexe qui peut apporter des résultats profonds dans notre vie si les méthodes sont appliquées correctement. Une des clés est de le garder aussi simple et stable que possible, en ajoutant seulement les compléments qui nous apporteront les meilleurs résultats avec le moins d'excès et de complications. C'est l'efficacité qui prime. Si à un moment donné dans le passé nous avons commencé notre pratique du pranayama avec la respiration alternée, c'est bien. Nous pouvons la laisser derrière nous en prenant la pratique beaucoup plus efficace et puissante du pranayama de la respiration spinale.

Peut-on ne pratiquer que la respiration spinale?

Dans certains enseignements, le pranayama est utilisé comme pratique principale avec parfois une tentative pour y inclure des éléments de méditation. Même s'il peut être utile pour la relaxation, ce genre de pratique ne remplit pas le but ultime, ni du pranayama ni de la méditation. Le pranayama a pour but de permettre à notre neurobiologie de supporter sans problème un flot de prana, de nous ouvrir aux royaumes intérieurs de la conductivité extatique dans le système nerveux. La méditation, particulièrement la méditation profonde, a pour but de cultiver le silence intérieur dans le système nerveux, la pure conscience de félicité. Le pranayama met en jeu le prana et la méditation la conscience qui est au-delà du prana. Nous pouvons faire l'un ou l'autre, mais pas les deux à la fois. Nous faisons donc notre respiration spinale et la méditation profonde à la suite l'une de l'autre et non en même temps.

Dans certaines écoles, le chemin suivi se concentre presque exclusivement sur le pranayama, poussé parfois à l'extrême avec de nombreuses heures de pratique par jour. Dans de tels cas, les résultats sont loin d'être optimums. Alors, qu'avec une approche basée uniquement sur le pranayama le système nerveux est ouvert et rendu réceptif, en raison du manque de méditation profonde, peu de silence intérieur est introduit. Cela rend le système nerveux vulnérable aux influences capricieuses qui traversent le mental, influences que les émotions et l'environnement enfoncent encore davantage dans notre neurobiologie. Le résultat peut être un état continu de nervosité, d'irritabilité, de brusquerie, d'inflexibilité et une tendance à la colère.

D'un autre côté, si nous utilisons le pranayama pour purifier et ouvrir notre système nerveux pour ensuite cultiver le silence intérieur avec la méditation profonde, les résultats à long terme seront l'augmentation de la stabilité, de la créativité, de l'énergie et de la joie dans la vie journalière.

Si, sur le long terme, le pranayama de la respiration spinale n'est pas une pratique qui peut se suffire à elle-même, par contre, c'est un très bon complément à faire avant la méditation profonde. Ensemble, ces deux pratiques permettent un progrès sûr et efficace vers l'épanouissement de tout notre potentiel.

Gérer sa pratique (Self-Pacing)

Chacun a un chemin différent de purification à suivre. Nous sommes tous arrivés là où nous en sommes par des routes différentes. Le poids des actions passées et des influences remonte bien au-delà de notre souvenir avec pour conséquence des obstructions au flot de l'énergie profondément enracinées. Cela s'appelle le *karma*, qui veut dire l'action et ses conséquences incrustées en nous. Heureusement, nous n'avons pas à nous rappeler tout ce que nous avons fait et tout ce qui nous est arrivé. Avec le pranayama de la respiration spinale et les pratiques qui y sont liées, nous pouvons dénouer graduellement toutes les influences internes établies depuis longtemps.

Les particularités de notre voyage vont dépendre de la façon dont tout cela va se dénouer. La purification s'accompagne souvent de symptômes qui parfois ne se remarquent même pas, parfois en arrivent au point de nous distraire et dans des cas rares, deviennent quasiment chaotiques.

Par chance, nous avons un outil puissant pour faire face à tous ces scénarios de purification. Nous l'appelons *self-pacing* (gérer soi-même sa pratique). C'est simple, vraiment. La purification et l'ouverture peuvent être accélérées et stabilisées avec nos pratiques journalières. Si la purification va trop vite avec des symptômes désagréables, nous pouvons ralentir nos pratiques jusqu'à ce que la situation se stabilise. Une fois ce résultat atteint, nous pouvons revenir petit à petit à nos pratiques. Le « self-pacing » dans notre routine est très important. Sans lui, nous serions tous sujets à une instabilité inutile dans notre voyage.

Imaginez-vous en train de conduire une voiture sur une ligne droite. La route est sans problème et nous pouvons rouler à bonne allure, en sécurité. Nous arrivons ensuite à une montagne, la route commence à tourner et des nids-de-poule font également leur apparition. Allons-nous continuer à la même allure que sur la grande route toute droite ? Si nous le faisons, nous risquons de dégringoler la pente à un virage serré de la route. Il en va de même avec notre pratique de la respiration spinale.

Il faut donc ralentir aussi longtemps qu'une purification excessive se manifeste. Nous devrons diviser le temps par deux, ou réduire encore davantage pendant quelques séances. C'est correct. A d'autres moments, tout sera calme et nous pourrons revenir sans problème à notre durée normale de pratique.

La respiration spinale diffère de nombreuses autres pratiques de yoga du fait qu'elle stimule la purification de notre système nerveux et en même temps équilibre nos énergies internes. Cela rend la pratique du « self-pacing » un peu plus délicate. Si nous ressentons un déséquilibre énergétique, un peu plus de respiration spinale peut le stabiliser. C'est particulièrement vrai quand l'énergie se fraie prématurément un chemin dans certaines parties de notre neurobiologie comme vers la couronne de la tête ou vers les côtés gauches ou droits du nerf spinal. Ces conditions peuvent être soulagées avec la respiration spinale. Pourtant, s'il y a tout simplement trop d'énergie qui court à l'intérieur et que c'est inconfortable, diminuer notre respiration spinale pendant quelques séances peut être la meilleure prescription.

Il nous faut apprendre à connaître notre propre dynamique énergétique interne et comment notre système nerveux répond aux différents niveaux de pratique. La respiration spinale est un outil très puissant et nous devons apprendre à l'utiliser efficacement. Nous aurons besoin de quelques essais pour déterminer les relations de causes à effets dans notre situation personnelle de courant énergétique et de purification.

On utilise également le « self-pacing » pour faire les ajustements habituels dans notre temps de pratique et quand il s'agit d'ajouter les compléments à la respiration spinale discutés dans le chapitre précédent. Quand nous pensons être prêts pour augmenter la durée ou pour ajouter une nouvelle variante, nous essayons. Si nous allons trop loin et débouchons sur quelque agitation ou trop d'énergie alors nous revenons en arrière à notre plateforme stable de pratique. « Self-pacing ».

Nous naviguons ainsi à travers les paysages variés de notre purification intérieure et de notre ouverture. Pour cela, le « self-pacing » est un outil clé, un outil que nous utiliserons toujours pour gérer notre pranayama de la respiration spinale et toutes nos autres pratiques.

La respiration ralentit ou s'arrête

Parfois, nous nous intériorisons avec notre respiration spinale au point que notre respiration peut devenir très lente. Parfois, elle peut s'arrêter un court instant. Il n'y pas lieu de se faire de souci. Si nous pratiquons facilement en privilégiant simplement une respiration lente et profonde et que la respiration ralentisse ou s'arrête, cela signifie que notre métabolisme est descendu très bas du fait de la relaxation profonde qui se produit dans notre système nerveux. Dans ce cas, le ralentissement de la respiration n'est pas une privation. Simplement, nous avons besoin de moins d'oxygène à ce moment. C'est un aspect normal de la respiration spinale qui se produit de temps en temps.

Dans l'ancienne tradition du pranayama, l'arrêt de la respiration est considéré comme une bonne chose. Il est vrai qu'une respiration qui ralentit ou stoppe d'elle-même indique une purification profonde et également que des énergies nouvelles s'éveillent en nous. Nous en parlerons plus en détail plus loin. Cependant, ces enseignements anciens ont été souvent mal interprétés comme s'ils voulaient dire que de forcer la cessation de la respiration au-delà des limites normales était une bonne chose. Ce n'est pas notre enseignement et ne le sera jamais. Même dans d'autres écrits AYP où des méthodes de rétention du souffle sont discutées, cela n'est jamais forcé au-delà de notre limite confortable. De toute façon, ce n'est pas ce que nous faisons dans le pranayama de la respiration spinale. Nous recherchons une respiration lente et profonde tout en suivant le nerf spinal. Si la respiration devient très lente ou s'arrête, très bien. Très vite, nous sentirons le désir de respirer à nouveau et nous continuerons notre pratique comme avant. Nous ne favorisons pas volontairement la cessation de la respiration durant la pratique. Si cela arrive, cela arrive. Dès que nous le remarquons, nous serons sages de revenir à notre pratique normale.

Le progrès à long terme dans la respiration spinale ne dépend pas de la cessation de la respiration. Il dépend d'une routine stable de respiration lente et profonde tout en suivant le nerf spinal.

Excitation sexuelle pendant la respiration spinale

Parfois, pendant notre séance de respiration spinale, une excitation sexuelle peut se produire. C'est un signe de purification et d'éveil de nos énergies internes et ne doit pas nous préoccuper outre mesure. Généralement, elle disparait à mesure que la purification progresse dans notre système nerveux.

Avec la respiration spinale, nous dynamisons et intégrons nos énergies internes de la racine au front. Bien sûr, une partie de ce chemin passe à travers notre neurobiologie sexuelle. Il passe également à travers le centre de toutes les autres parties de notre système nerveux. A mesure que notre intégration des énergies progresse, nos énergies sexuelles se dilatent jusqu'à devenir extatiques. C'est généralement un développement graduel qui se fait sur le long terme en continuant nos pratiques deux fois par jour. A certains moments, les symptômes deviennent manifestes, comme dans le cas d'excitation sexuelle.

Quand l'excitation sexuelle se produit, il faut privilégier sans effort notre pratique de la respiration spinale. Nous découvrirons, peut-être, que les sensations vont monter dans le corps et se dissiper.

Ou peut-être pas. Elles peuvent être encore là la séance suivante et sans doute pendant plusieurs séances. Mais à la fin, elles lâcheront prise à mesure que les résistances se dénouent dans notre neurobiologie. Alors, la sensation peut se manifester de façon extatique à travers tout notre corps. Ou bien, rien ne se passera pendant un certain temps et plus tard quelque chose. Tout dépend du déroulement de notre purification intérieure, différent pour chacun. La bonne nouvelle est que ce processus a une direction. C'est une évolution vers un fonctionnement plus élevé et c'est une bonne chose.

Si l'excitation devient perturbante au point que la pratique de notre respiration spinale devienne difficile, nous pouvons utiliser un peu de « self-pacing », comme discuté précédemment. Nous réduisons notre temps de pratique jusqu'à ce que les symptômes perturbateurs de purification s'apaisent. Nous pouvons alors reprendre une pratique normale, comme il convient.

Pour davantage d'informations, sur le rôle de la sexualité dans la purification et l'ouverture du système nerveux et sur les moyens d'aider à ce processus naturel, se reporter aux enseignements AYP sur le *Tantra*.

L'énergie qui coule dans le corps – Une dynamique nouvelle

Avec le pranayama de la respiration spinale, nous faisons deux choses à la fois.

Premièrement, nous stimulons le flot de l'énergie interne. Cela encourage la purification et l'ouverture de notre système nerveux et le transforme en un meilleur véhicule pour le silence intérieur, la pure conscience de félicité et pour l'émergence de la conductivité extatique et le rayonnement de l'énergie positive autour de nous.

Deuxièmement, nous gérons le flux de l'énergie de façon à amener un équilibre intérieur, une union progressive et stable des polarités naturelles qui existent en nous. C'est nécessaire pour que l'augmentation du courant d'énergie ne nous entraîne pas dans une instabilité énergétique. Comme toutes les autres sortes d'énergie que nous utilisons dans notre vie, l'énergie intérieure est une bonne chose si elle est gérée et appliquée efficacement. D'un autre côté, l'énergie intérieure peut être un problème quand elle est stimulée et n'est pas dirigée de façon profitable.

Ces deux fonctions de la respiration spinale, stimuler et équilibrer le courant énergétique sont des dynamiques nouvelles que nous mettons en action dans notre système nerveux.

Comment le pranayama conduit-il à cet afflux d'énergie interne ? En freinant le souffle de façon confortable et raisonnable comme nous le faisons avec la respiration spinale, un léger déficit se produit dans notre neurobiologie. Afin de le compenser, le corps tire sur son immense réserve interne de prana, de force vitale. Cette réserve est située dans la région pelvienne. C'est l'entrepôt de l'énergie habituellement associée à la reproduction sexuelle. Sa fonction spirituelle plus large dans le système nerveux reste latente tant qu'elle n'est pas stimulée d'une façon ou d'une autre. Il y a bien des manières de le faire. Le pranayama, la maîtrise modérée de la respiration, est une des plus efficaces et des plus sûres. C'est la raison de l'excitation sexuelle qui peut parfois se produire avec la respiration spinale. Mais cette excitation n'est pas un prérequis au flux de l'énergie interne, seulement un effet occasionnel qui peut se produire en association à la purification de notre neurobiologie.

Le mouvement de l'énergie interne peut être ressenti de bien des façons, en chacune de nos parties, physique, émotionnelle et mentale. Il peut aussi être ressenti dans la façon dont nous percevons notre environnement.

A mesure que notre système nerveux est purifié et ouvert par le flot de l'énergie interne de façon équilibrée, notre capacité à expérimenter est améliorée. Notre machine sensorielle se raffine de façon importante et nous devenons témoins d'horizons de la dynamique interne et externe de l'énergie que nous ne pouvions pas voir auparavant. De cette façon, tout ce qui vit en nous et autour de nous se met à rayonner.

La transpiration pendant la respiration spinale

La respiration spinale donne naissance à de toutes nouvelles dimensions d'expérience. Sur ce chemin, toutes sortes de purifications se produisent dans le système nerveux et les symptômes en sont nombreux. La purification interne continue tout au long du processus, longtemps après que le flux initial de l'énergie interne du pranayama soit devenu perceptible.

La transpiration est un des symptômes de purification qui peut s'observer le plus facilement pendant la respiration spinale Ce n'est pas une transpiration résultant d'un effort physique ou d'un exercice. Elle vient simplement de la restriction de la respiration. Nous pouvons être tout à fait confortablement assis, en train de faire notre respiration spinale et tout d'un coup nous mettre à transpirer en abondance. C'est normal dans les premiers temps du pranayama et disparaît en général avec le progrès de la purification. Ce n'est pas un prérequis pour progresser, il n'est donc pas nécessaire de se lamenter si cela ne se produit pas. Chacun est différent. Nous le mentionnons pour que les pratiquants sachent que s'ils se mettent à transpirer, c'est normal...et cela passera.

Changements dans la digestion

Sur le chemin, nous pouvons remarquer également des changements dans d'autres fonctions tangibles de notre corps.

La digestion joue un rôle clé dans le processus de la transformation spirituelle humaine. Le pranayama de la respiration spinale encourage une évolution vers une forme plus haute de digestion qui implique davantage que la digestion de la nourriture. La combinaison de la nourriture, de l'air absorbé de plus en plus à travers la structure cellulaire du corps pendant le pranayama et de la montée de l'énergie de la région pelvienne, contribue au développement de cette forme plus haute de digestion dans notre circuit gastro-intestinal. Cela peut se manifester comme une activité supplémentaire (gargouillis) du système digestif, et comme une luminosité interne, une sensation immanquable lumineuse qui s'élève dans les intestins et qui rayonne une substance raffinée dans tout le corps. Du fait de ce processus, le corps devient naturellement plus poreux au niveau cellulaire au flot de l'air et aux essences raffinées qui émanent du circuit digestif et voyagent partout dans notre neurobiologie.

Ce développement remarquable marque un pas en avant dans la montée d'un rayonnement extatique qui vient de l'intérieur. Le fonctionnement unique associé à ce processus englobe à la fin le corps tout entier et avec nos sens intérieurs nous le verrons apparaître partout en nous. Ainsi nous rayonnons toujours plus de l'intérieur et développons graduellement une capacité à élever chacun autour de nous avec cette radiation naturelle extatique. Pour cela, la respiration spinale joue un rôle clé.

Secousses et courants électriques

Dans le cadre de ce processus de purification, nous pouvons parfois sentir comme des courants électriques dans le corps. Ils peuvent survenir de façon soudaine et complètement imprévue. Ce n'est pas fréquent, mais peut arriver. Généralement, ils ne durent pas et indiquent que l'énergie a bougé soudainement à travers des obstructions. Quand celles-ci sont dissoutes, le courant d'énergie s'apaise. Si jamais, les courants dans le corps deviennent inconfortables, nous devons appliquer les principes du « self-pacing » et réduire le temps de notre pratique jusqu'au moment où l'énergie s'apaise à nouveau. Cela vaut pour toutes les formes d'énergie excessive que nous pourrions expérimenter en conséquence du pranayama de la respiration spinale ou de toute autre pratique que nous pourrions faire.

L'avantage des postures de yoga et des exercices

Faire quelques postures légères de yoga avant notre respiration spinale peut aider à préparer le système nerveux au pranayama et à la méditation. La suite logique des pratiques est la suivante : postures, pranayama et méditation. Nous commençons avec le corps pour aller progressivement plus en profondeur avec la respiration et le mental. Si nous en faisons une routine confortable deux fois par jour, notre progrès sera amélioré.

Si nous ne sommes pas familiers des postures de yoga, nous pouvons suivre un cours à peu près partout. D'autres écrits AYP couvrent également les postures (*les asanas*). Il suffit de cinq à dix minutes d'une routine de postures bien conçue pour apporter une bonne fondation de souplesse intérieure et de relaxation dans le système nerveux. A partir de là, nous pouvons faire nos séances de respiration spinale et de méditation avec la possibilité d'atteindre une purification et une ouverture plus profonde. Ainsi, ces différentes pratiques travaillent de concert pour nous faire avancer plus rapidement sur notre chemin.

Certains systèmes utilisant les postures de yoga sont conçus pour nous donner un entraînement physique rigoureux plutôt que les gentils étirements et la relaxation qui nous préparent au pranayama et à la méditation. Il vaut mieux ne pas faire le *power yoga* et des exercices physiques rigoureux, juste avant nos pratiques assises. Toutefois, c'est une bonne chose d'inclure dans nos activités journalières habituelles, après nos séances de pratique assise, un programme d'exercice physique bien conçu. L'exercice à n'importe quel moment, pourvu que ce ne soit pas juste avant notre pratique, aide à stabiliser et à enraciner les énergies que nous cultivons dans la respiration spinale. Après nos pratiques assises, il est recommandé de sortir et d'être actif dans le monde, dans une activité qui nous convienne, quelle qu'elle soit. C'est très bénéfique pour faciliter une progression régulière de notre purification interne.

Le yoga automatique et ses conséquences

Un des aspects les plus marquants des expériences pouvant résulter de la respiration spinale est ce que nous appelons le *yoga automatique*.

Le yoga automatique est une réponse de notre système nerveux qui présente certaines caractéristiques que nous pouvons retrouver dans le large système du yoga. C'est quelque chose d'automatique qui arrive comme si notre système nerveux savait déjà comment faire une pratique de yoga et se mettait spontanément à la faire. La vérité est que notre système nerveux connaît déjà la totalité du yoga. Les systèmes de yoga qui ont été développés à travers les siècles reflètent simplement ce que le système nerveux nous a enseigné quant à ses façons naturelles de se purifier et de s'ouvrir. Ce ne sont pas les systèmes de yoga qui définissent ce qu'est le yoga. C'est le système nerveux qui le fait ! Nous n'avons même pas à l'appeler *yoga*. Tout autour du monde, les mêmes méthodes sont apparues et ont reçu bien des noms. Elles sont toutes dérivées du système nerveux humain. Ce dernier est le commun dénominateur de toutes les méthodes de pratique spirituelle. Le phénomène du yoga automatique en est une des preuves.

Le yoga automatique se présente sous bien des formes. Si nous commençons la respiration spinale et la méditation profonde, nous pouvons avoir un désir grandissant de nous engager dans des études spirituelles. Tout d'un coup, nous nous mettons à lire davantage de livres sur des sujets spirituels. Nous pouvons aussi remarquer que nous nous conduisons de façon plus agréable et attentionnée. L'étude spirituelle et la pratique de la bonté relèvent d'une branche de la pratique du yoga ayant à faire avec le comportement. Ce sont des changements subtils, et pourtant perceptibles.

Le yoga automatique le plus spectaculaire et convaincant implique des mouvements physiques et des postures. Pendant ou après notre pratique de la respiration spinale, on peut avoir des suspensions automatiques de la respiration, de soudaines exhalations comme celles d'un soufflet, ou même une respiration rapide (un halètement) sans aucune activité physique externe. Quelquefois, la tête part en avant ou en arrière. Quelquefois, elle tourne comme pour déblayer automatiquement de l'énergie dans le cou. Tout le torse peut se pencher en avant ou plus rarement faire une embardée sortant le corps de sa position assise. L'anus peut se contracter légèrement, les yeux se lever, le bout de la langue partir vers l'arrière du palais. Ce sont toutes des manifestations de yoga automatique. Beaucoup de choses peuvent encore arriver, ou bien, aucune. Le yoga automatique n'est pas un prérequis pour progresser.

Que faisons-nous quand une forme de yoga automatique se produit pendant notre pratique ? C'est très simple. Nous favorisons simplement la pratique que nous sommes en train de faire, dans le cas présent, le pranayama de la respiration spinale.

Si, nous faisons notre respiration spinale et réalisons que nous avons cessé de respirer sans en avoir eu l'intention, nous reprenons sans effort là où nous en étions restés et nous continuons à suivre le nerf spinal avec notre respiration lente et profonde. Si nous ne nous rappelons pas où nous en étions quand nous sommes partis dans le yoga automatique, nous repartons à la racine avec une nouvelle inspiration et nous continuons à partir de là.

Il en va de même si nous nous retrouvons dans une respiration rapide ou dans un autre mouvement. Nous revenons simplement sans effort à la procédure quand nous réalisons être partis dans quelque chose d'autre.

On peut poser la question : « Si le yoga automatique est *automatique*, pourquoi ne pas tout simplement abandonner notre routine structurée pour le suivre ? »

Il y a plusieurs raisons à cela. Premièrement, même si le yoga automatique est impressionnant (je confirme !), il n'est pas très systématique. Quand une suspension automatique du souffle se produit, elle ne sait pas pour autant ce qui doit se passer ensuite pour faciliter une intégration efficace de ses effets. Une telle intégration est pourtant essentielle si nous voulons rester sur un chemin stable de purification et d'ouverture. Le yoga automatique n'est pas non plus capable de nous garder sur une routine régulière de pratique. Il est l'expression à l'état brut de nos énergies spirituelles. C'est à nous d'utiliser nos tendances d'une façon systématique pour obtenir les résultats désirés. Certains des yogas automatiques que nous pouvons expérimenter font partie de pratiques spécifiques que nous pouvons apprendre à utiliser de façon méthodique avec d'autres écrits AYP.

Deuxièmement, le yoga automatique, laissé à lui-même, peut nous entraîner dans des excès difficiles à assimiler. La vérité est que le yoga automatique, quoiqu'un phénomène très important, ne se préoccupe pas du bien-être de notre corps ou de notre état émotionnel ou mental. C'est une force brute de la nature tentant de nous purifier et de nous ouvrir d'un seul coup. Il essayera de tout faire le jour même si nous le lui permettons. Mais ce n'est pas possible, en ce sens, le yoga automatique n'est donc pas utile sur le moment. C'est notre énergie spirituelle innée qui s'exprime.

Le désir spirituel intense est de même nature, avec un grand pouvoir pour nous transformer. Lui aussi est un yoga automatique né de notre pratique. Porté à des extrêmes, il peut conduire à des actes irrationnels qui peuvent nous faire du mal. Il doit donc être tempéré et utilisé de façon pratique. Le désir spirituel (sous une forme ou une autre) nous a amenés à la respiration spinale et notre pratique le portera encore plus loin.

Cet avertissement au sujet du yoga automatique ne veut pas dire que, de temps à autre, nous ne lui donnions pas sa chance. Quelquefois, nous lui laisserons le champ libre, nous laisserons la respiration s'arrêter, ou autre chose. En un sens, toutes les pratiques sont automatiques. Nous les faisons, car nous sentons devoir les faire pour grandir. Ce faisant, nous aurons inévitablement des courants d'énergie excessifs de temps à autre et nous serons sages de gérer nos pratiques en conséquence. C'est pour le meilleur, pour notre purification et notre ouverture et pour une qualité de vie plus haute tout autour de nous.

Jusqu'à maintenant, nous avons examiné les moyens pratiques visant à établir et à stabiliser notre respiration spinale et à la gérer en fonction de certains des symptômes de purification que nous pouvons rencontrer en voyageant sur notre chemin. Nous devons développer des compétences pour naviguer avec succès à travers les nombreuses expériences qui peuvent survenir.

Maintenant, nous allons approfondir des aspects plus pointus de la respiration spinale et de ses effets en examinant différentes expériences énergétiques et visions susceptibles de se produire sur notre route vers l'espace intérieur. Avec ces expériences, aussi, un savoir-faire est nécessaire pour continuer à progresser sans être détourné de notre route.

Expériences énergétiques et visions

Jusqu'à maintenant, nous avons examiné comment pratiquer le pranayama de la respiration spinale et les manifestations physiques provoquées par l'énergie interne qui peuvent se produire au début. Nous savons maintenant que ces expériences sont liées à la purification et à l'ouverture de notre système nerveux et que nous devons préférer notre pratique à toutes ces expériences variées.

Maintenant, nous allons approfondir les différents types d'expériences qui peuvent se présenter pendant et après le pranayama de la respiration spinale et nous allons voir comment elles se rattachent à notre pratique. Ce que nous allons examiner maintenant n'est, en fait, que le prolongement de ce dont nous avons déjà parlé. A mesure que notre pratique avance, et que nous voyons des possibilités nouvelles apparaître tout au long du chemin, les expériences énergétiques physiques du début vont devenir plus subtiles tant dans leur nature que dans leur contenu. C'est un passage dans le royaume de *l'espace intérieur* où nous parlons de nos expériences moins comme des manifestations perceptibles de l'énergie et davantage comme des *visions*. C'est toujours la même purification, c'est toujours la même ouverture qui va plus profond et approfondit nos expériences. Comment traitons-nous ces soi-disant visions quand elles viennent pendant notre pratique ? De la même façon dont nous traitons les expériences physiques et énergétiques : quand nous réalisons que notre attention part dans une vision, nous revenons tout simplement sans effort à notre pratique de la respiration spinale.

Afin de développer plus de clarté sur ce qui se passe en nous avec le pranayama de la respiration spinale, examinons, maintenant, sous des angles différents, le phénomène des expériences énergétiques raffinées et des visions.

Relation entre l'énergie, les sens, le cœur et le mental

Tout d'abord, pour avoir une vision, quelle qu'elle soit, il nous faut être capables de sentir quelque chose, de percevoir quelque chose. Notre machine sensorielle doit être engagée d'une façon ou d'une autre. Si notre expérience devient plus subtile, il tombe sous le sens que nous nous affinons non seulement intérieurement au sens matériel du terme, mais également dans notre capacité à percevoir ce qui se passe grâce à des sens purifiés. C'est un processus intégré.

Quand nous nous intériorisons nos cinq sens continuent de fonctionner. A mesure que le système nerveux se purifie et s'ouvre toujours davantage par des chemins intérieurs, nous pouvons percevoir que le courant de l'énergie pranique devient plus subtil. C'est grâce à la purification simultanée de notre perception sensorielle que nous pouvons être témoin du processus. Si nous ne pouvions pas le sentir, se produirait-il ? Non, pour autant que nous puissions le savoir.

C'est comme la vieille énigme : « si un arbre tombe dans la forêt et que personne n'est là pour l'entendre tomber, a-t-il émis un son ? » Cela souligne le lien étroit entre l'observateur et l'observé. Même si un évènement se produit, qui le saura, pendant ou après, s'il n'est pas perçu d'une façon ou d'une autre ?

L'expérience de la transformation spirituelle humaine se situe à la fois pendant et après et c'est ce qui rend une pratique comme la respiration spinale aussi intéressante, nous pouvons percevoir notre progrès et également regarder en avant pour prévoir une destination. Vraiment, nous pouvons arriver au but ! Nous en parlerons davantage plus loin.

La machinerie de nos sens s'enracine dans la tranquillité, dans la conscience. Il en va de même de toute l'existence matérielle, y compris du fonctionnement de notre système nerveux à travers lequel nous connaissons nos mondes intérieurs et extérieurs. Si nous pratiquons déjà la méditation profonde, nous savons que le mental, lui aussi, s'enracine dans la tranquillité. Nous avons appelé cette tranquillité, *la pure conscience de félicité*, ou notre *être*. De même, la sensibilité de notre cœur prend naissance dans la tranquillité. Nos sentiments les plus profonds sont dans la tranquillité. Nous pouvons donc dire que tout ce dont nous parlons, l'existence matérielle, la perception sensorielle, les émotions, la pensée, tout prend sa source dans la tranquillité. Dans la tranquillité, tout est un, à partir de là quand la manifestation a lieu à quelque niveau que ce soit, tout s'entrecroise.

A mesure que nous pratiquons le pranayama de la respiration spinale et stimulons le courant de notre force vitale, l'énergie interne commence à couler. Comme en même temps les sens s'affinent, notre machinerie sensorielle interne apporte la perception et l'expérience. De même, notre cœur et notre mental sont stimulés à des niveaux plus élevés. Ces composants s'ouvrent toujours ensemble, car ils sont les faces connectées d'une pièce à multiples facettes. Quand, grâce à notre pratique de la respiration spinale l'énergie commence à circuler, nos sens, nos pensées et nos émotions font partie de ce courant, nous dotant des expériences variées associées à la purification et à l'ouverture et en définitive à l'illumination.

On peut poser la question : « le changement dans la perception sensorielle représente-t-il tout ce qui peut arriver ? Allons-nous seulement voir davantage le courant de notre énergie interne ou il y a-t-il encore autre chose ? »

Du fait que l'augmentation du flot de l'énergie interne est souvent accompagnée de symptômes additionnels, physiques, mentaux ou émotionnels, il est clair qu'il se passe bien davantage qu'un simple raffinement de la perception sensorielle. Chaque aspect de notre nature est affecté, nous conduisant progressivement à des niveaux épurés de fonctionnement neurobiologique. Tout est connecté…

L'évolution de la nature du nerf spinal

Quand nous commençons la pratique du pranayama de la respiration spinale, nous imaginons un nerf minuscule allant de notre périnée jusqu'au centre de notre front et nous le suivons, en montant et en descendant avec notre attention tout en inspirant et expirant lentement et profondément. Si nous avons eu avant quelques expériences avec nos énergies internes, nous pouvons découvrir tout de suite que le nerf spinal est bien réel. Nous constatons alors que nous pouvons suivre quelque chose de perceptible au lieu de l'imaginer. Dans les deux cas, le processus de la respiration spinale est identique.

Sentir le nerf spinal directement d'une façon ou d'une autre (par la vue, la sensation, l'ouïe, etc.) au lieu de l'imaginer est un changement non seulement dans notre perception, mais aussi dans la nature du nerf spinal lui-même. Comme mentionné ci-dessus, la purification et l'ouverture avançant dans notre système nerveux et le raffinement de notre perception sensorielle vont de pair. Cette progression, ce changement dans la nature du nerf spinal, ira très loin à mesure que nous persévérons dans notre pratique journalière pendant des mois et des années.

Il n'y a pas un scénario précis de la façon dont le nerf spinal va changer. Cela dépend en grande partie de l'état de notre système nerveux quand nous commençons notre pratique de la respiration spinale. Le nerf central dans notre colonne vertébrale est connecté avec tous les autres nerfs de notre corps et va même, énergétiquement parlant, au-delà de notre corps. De ce fait, la purification dont nous parlons ici est très étendue, commençant avec notre nerf minuscule. De même, notre expérience du nerf spinal s'élargit quand nous continuons notre pratique sur le long terme.

Si nous reprenons tout au début, quand nous avons commencé à imaginer le nerf spinal, nous pouvons essayer de décrire un scénario général des changements susceptibles de se produire. La première chose que nous pouvons remarquer ressemble à un fil d'énergie sur le trajet suivi par notre visualisation à la montée et à la descente. Il peut être chaud ou froid, correspondant aux courants froids et chauds que nous avons décrits avec cette variante particulière de notre pratique. Il peut être brûlant et froid en même temps, comme de la menthe. Il peut prendre, avec une certaine intensité, la couleur de l'argent. Nous pouvons le sentir sortir directement des reins ce qui lui donne une agréable connotation sexuelle sans pour autant être entièrement sexuel. C'est quelque chose d'autre. Quelquefois, partant de nos organes génitaux, il monte à travers notre centre. Peut-être, en faisant notre respiration spinale, nous le sentirons monter tout droit dans notre tête et sortir au centre de notre front. Une certaine pression peut y être associée au front ou ailleurs dans la tête.

Nous savons déjà que si des expériences de ce genre ou d'autres surviennent, nous revenons sans effort à notre pratique de la respiration spinale. Si une pression devient inconfortable, nous gérons notre pratique de manière à ce que cette pression disparaisse. La respiration spinale n'a pas besoin d'être héroïque. C'est une pratique intelligente.

Cette expérience d'un fil d'énergie peut être la première à remplacer la simple imagination du nerf spinal. Ou bien, ce sera quelque chose d'autre. Dans tous les cas, nous saurons que nous progressons. Mais, ce n'est qu'un début, en conséquence nous continuons simplement notre pratique…

Une fois que nous percevons un fil d'énergie pendant notre respiration spinale, ce fil ne peut qu'augmenter. Et c'est ce qu'il fait, avec le temps, comme si l'énergie correspondant à notre nerf spinal s'épaississait. Il peut devenir assez important. Quand nous l'observons, montant et descendant, il peut devenir dynamique, bougeant, tournoyant et changeant de couleur. Nous pouvons l'observer de l'extérieur et aussi de l'intérieur. En fait, à travers tout cela, notre respiration spinale ne change pas. Nous restons toujours au centre du nerf spinal montant et descendant sans effort, peu importe si les courants tourbillonnants deviennent toujours plus forts. La pratique de la respiration spinale permet de bien stabiliser tout cela, en gardant nos énergies en équilibre, même quand elles augmentent en étendue et en intensité.

Gardez à l'esprit que la pièce qui se joue avec nos énergies internes fait partie du processus de purification en cours. A mesure que notre système nerveux se purifie, le drame s'apaise, même si les énergies augmentent et s'étendent toujours plus loin à partir de notre centre comme un cyclone spirituel géant. Et pourtant, nous serons là, assis paisiblement pendant notre pratique journalière, faisant facilement notre respiration spinale comme nous l'avons toujours faite. La vie continuera comme avant sauf que nous nous engagerons davantage, plus alertes, plus équilibrés, plus créatifs et plus capables qu'avant de donner à ceux qui nous entourent, car nous aurons tellement plus à donner.

Notre expérience actuelle peut sauter d'un seul coup à n'importe quel niveau de ce scénario. Elle peut aussi dépasser instantanément les expériences énergétiques brutes pour une expérience directe de l'espace intérieur qui fera l'objet du paragraphe suivant.

A mesure que nous progressons avec la respiration spinale, le nerf spinal change de nature. Cela fait normalement partie de notre développement intérieur. Aussi longtemps que nous gérons notre pratique pour qu'elle reste stable et sans problème, le processus complet peut être conduit de façon tout à fait naturelle. Si nous constatons que nous sortons de notre route, que nous nous entichons de notre expérience intérieure, il est alors temps de revenir à notre pratique simple de la respiration spinale. C'est la pratique qui nous fera avancer et non les expériences. Ne l'oublions jamais.

L'espace du cœur

Quand notre système nerveux se purifie et s'ouvre, derrière toute notre énergie dynamique en mouvement, demeure une tranquillité profonde. Il y aura des moments pendant notre respiration spinale ou dans la méditation profonde qui suit, où nous nous trouverons dans un immense espace vide. Il peut être noir ou plein de lumière. Nous ne voyons peut-être rien en particulier, mais nous savons que nous sommes dans un espace apparemment infini, sans frontières. Nous pouvons entendre des sons, de l'eau qui coule, des criquets, une cloche qui sonne. Dans cet espace, nous pouvons ressentir un tel amour que nous fondons en larmes. Il peut y avoir des odeurs douces et des goûts merveilleux. Quelle que soit l'expérience, si l'espace semble sans limites, ce sera l'espace du cœur.

Si nous avons cette expérience pendant notre respiration spinale, nous pouvons en être reconnaissants et ensuite revenir à notre pratique. C'est notre pratique qui nous a ouvert à notre espace intérieur, aux royaumes glorieux de notre cœur et c'est notre pratique qui approfondira cette expérience à un point que nous pouvons à peine imaginer. Notre voyage vers l'espace intérieur est un long voyage et ce sont nos pratiques journalières qui nous font avancer. Le paysage magnifique que nous découvrons tout au long du chemin n'est que cela, un paysage. Nous pouvons l'apprécier un moment. Si nous voulons aller plus loin, nous savons que c'est notre respiration spinale, deux fois par jour, qui nous fera avancer.

L'ouverture du troisième œil

Nous avons tous entendu parler du *troisième œil*. De quoi s'agit-il et à quoi sert-il ?

De notre point de vue de pratiquants expérimentés du pranayama de la respiration spinale, nous savons que le troisième œil n'est rien d'autre que la terminaison supérieure de notre nerf spinal. Il est purifié et ouvert de façon systématique en même temps que le reste de notre neurobiologie. Aucun effort supplémentaire n'est nécessaire pour l'ouvrir. Avec le pranayama de la respiration spinale, nous le faisons déjà !

Energétiquement parlant, le troisième œil peut être vu comme le nerf spinal tout entier. Mais il est plus courant de le voir comme la zone allant de la médulla oblongata (le bulbe rachidien) jusqu'au centre du front. Le troisième œil, une fois animé par la dynamique énergétique provoquée par l'éveil du nerf spinal, est intimement connecté à toutes les parties du nerf spinal de la racine au front et à la totalité du système nerveux à travers cette connexion centrale. Nous appelons ce phénomène : la montée de *la conductivité extatique*. Par cette connexion extatique à travers le nerf spinal purifié, le troisième œil devient le contrôleur en chef de l'aspect énergétique interne de notre évolution spirituelle. Ce n'est pas quelque chose à croire aveuglément. C'est une expérience tangible qui monte à mesure que le nerf spinal se purifie et s'ouvre et que le flot de l'énergie évolue naturellement. Alors, la connexion extatique entre le troisième œil et la racine peut être sentie clairement et en permanence. C'est un évènement à marquer d'une pierre blanche dans notre évolution spirituelle.

Le troisième œil est-il un œil qui voit tout ? Il ne s'agit pas de voir au sens courant. Le troisième œil a une façon de tout voir qui évolue à mesure que nous percevons de plus en plus nos dimensions intérieures. Le voyage intérieur dépend de la montée de la conductivité extatique et le troisième œil est au centre de ce processus. Il est également au centre de l'intuition qui s'élève, intuition qui est une autre façon de voir. Avec un nerf spinal qui devient toujours plus purifié et ouvert, notre capacité à voir la vérité de la vie devant nous s'améliore de façon spectaculaire. Ce n'est pas seulement dans notre perception générale des choses telles qu'elles sont, mais aussi dans une meilleure connaissance de l'action correcte à prendre dans n'importe quelle circonstance. C'est ainsi que voit le troisième œil. Il est le canal pour la grande sagesse qui est en nous, nous connectant avec les niveaux les plus profonds du mental, du cœur, et du cosmos à l'intérieur et autour de nous.

A mesure que la partie supérieure du nerf spinal se purifie et s'ouvre, nous pouvons avoir de nombreux symptômes dans la tête, des visions, des bourdonnements (OM) et d'autres sensations. Dans certains systèmes, ces symptômes intermittents de purification et d'ouverture sont utilisés pour la pratique, ce n'est pas le cas dans notre approche.

Aussi longtemps que nous pratiquons notre respiration spinale journalière, nous ouvrons régulièrement le nerf spinal en même temps que le troisième œil. Ne nous laissons pas prendre par les expériences que nous pourrions avoir dans la région du troisième œil, peu importe à quel point elles peuvent paraître profondes. Se focaliser sur de telles expériences n'est pas le meilleur moyen pour ouvrir notre troisième œil et nous ferons bien de continuer comme avant avec notre pratique de la respiration spinale. Alors, tout évoluera naturellement et nous aurons tous les bénéfices d'un troisième œil ouvert.

Le tunnel et l'étoile

Il y a une expérience que les pratiquants du pranayama de la respiration spinale peuvent rencontrer. Elle peut se produire n'importe où sur le chemin ou pas du tout, ou alors beaucoup plus tard. Ce n'est pas forcément une mesure du progrès, mais plutôt une confirmation. Une parmi beaucoup d'autres que nous pouvons rencontrer à mesure que notre pratique avance.

Quelquefois, pendant la respiration spinale, une vision circulaire peut apparaître. Elle peut être très floue. Elle peut être noire, elle peut être de n'importe quelle couleur de l'arc-en-ciel. Bleu noir ou violet est fréquent. La vision peut aussi être de deux cercles concentriques, le cercle extérieur lumineux et l'intérieur noir. La vision peut être spectaculaire avec un arc en ciel de cercles concentriques partant du rouge, pour passer par l'orange, le jaune, le vert et le bleu jusqu'à un violet profond au centre ou bien avec seulement une partie de tout cela. Dans ces cercles concentriques, on peut trouver des éclairs de lumière blanche ou une seule étoile d'un blanc étincelant ou un point blanc de lumière au centre de la vision circulaire. De quoi s'agit-il ?

Simplement de la vue que l'on a en regardant à travers le tunnel du nerf spinal vers le haut et vers l'extérieur. La densité des couleurs diminue en allant de la racine au centre du front et la lumière blanche est perçue à travers le troisième œil. Existe-t-il quelque chose là, au-dehors, une destination permanente où nous devrions aller ? Non, pas maintenant. Peut-être, quand nous arriverons à la fin de notre vie et laisserons notre corps, nous voyagerons dans la lumière à travers un tunnel de ce genre. Cela a été bien documenté dans l'étude des expériences de mort imminente. Mais ce n'est pas ce que nous faisons avec le pranayama de la respiration spinale. Nous ne partons pas. Nous arrivons. Nous pratiquons pour vivre une vie meilleure ici et maintenant sur cette terre. Nous pratiquons pour purifier et ouvrir notre nerf spinal afin que nos qualités divines puissent se répandre davantage dans cette vie. Nous ne partons pas dans la lumière pour quitter ce monde, au contraire, nous la faisons entrer dans notre vie.

Dans cet ordre d'idées, si pendant notre respiration spinale, nous avons envie de prolonger le nerf spinal à travers le centre du front jusqu'à un point situé plus loin, légèrement au-dessus de notre front, légèrement au-dessus de l'horizon, cela peut nous aider dans notre pratique. Notre nerf spinal s'étend jusque-là, la vision du tunnel et d'une étoile en est une indication. Nous pouvons donc utiliser ce savoir de façon pratique. C'est une option, ce n'est pas une obligation. Si nous préférons continuer à suivre notre nerf spinal de la racine au front, c'est correct. Cela suffit à prendre soin de tout le processus de purification et d'ouverture.

Par contre, ce que nous ne faisons pas est de nous investir dans la vision elle-même, si elle se produit. Nous gardons notre pratique simple et directe en suivant facilement le nerf spinal. A chacune de nos visions, nous n'allons pas rajouter des éléments et des proportions compliquées. Notre vision peut changer de jour en jour ou ne pas se reproduire du tout. Que nous voyions ou ne voyions rien, c'est très bien. La vision n'est pas la pratique. La pratique est très simple et apportera les résultats nécessaires. Si nous ajoutons davantage de visualisations au simple fait de suivre le nerf spinal en montant et en descendant, l'efficacité de la pratique peut diminuer.

Certains enseignements mettent l'accent sur la recherche d'une vision particulière et investissent beaucoup de temps et d'efforts dans cette quête. Ce n'est pas notre approche. Tant que nous nous en tenons à notre pratique, peu importe qu'il y ait ou non des visions ou des expériences énergétiques. Les visions ne font pas le progrès spirituel. C'est la pratique de la respiration spinale qui donne les résultats. Gardons cela toujours à l'esprit chaque fois que nous sommes tentés de courir après les *sirènes de l'expérience*. Revenons sans effort à notre pratique simple de la respiration spinale et tout progressera bien.

Entités basses et élevées

Il y de la vie dans l'espace intérieur, et il ne fait pas de doute que, tôt ou tard, nous le constaterons. La bonne nouvelle est que ce n'est qu'une partie du paysage qui se déroule pendant que nous marchons sur notre chemin. Maintenant, nous savons comment y faire face. Quoi que ce soit qui survienne, nous revenons à notre pratique. Si les visions ou les expériences intérieures viennent pendant nos activités journalières, nous continuons simplement ce que nous sommes en train de faire. La seule façon d'être distrait par les évènements de l'espace intérieur est de nous laisser prendre par les expériences énergétiques et les visions susceptibles d'apparaître. Cela revient à partir dans un autre voyage. Nous pouvons continuer à conduire ou nous pouvons nous arrêter à chaque sortie et quitter la route. C'est le choix que nous faisons qui détermine notre progression vers notre destination.

Peut-être qu'avant de commencer le pranayama de la respiration spinale nous avons eu des expériences avec des entités de l'espace intérieur, vraisemblablement des âmes ordinaires comme nous, traînant tout autour pour une raison ou une autre. C'est assez courant. Bien des gens l'ont ressenti d'une façon ou d'une autre. Quel sera l'effet du pranayama de la respiration spinale sur la tendance à avoir ce genre d'expériences ? Elles tendront à diminuer, grâce avant tout au grand coup de balai que nous donnons dans notre espace intérieur à chaque fois que nous suivons le nerf spinal, en montant et en descendant, avec notre respiration lente et profonde. Ces phénomènes intérieurs vont s'estomper pour laisser place au paysage beaucoup plus large de notre intérieur cosmique. Tout ce qui a été décrit jusqu'à maintenant va bien plus loin que les expériences spirituelles limitées qui définissent le monde des phénomènes psychiques et de la médiumnité. Nous laissons cela derrière nous à la minute où nous nous asseyons la première fois pour faire notre pranayama de la respiration spinale. Cela ne veut pas dire que nous ne verrons plus rien dans le domaine des entités plus basses. Mais certainement, nous ne serons pas liés à de telles choses et nous pourrons facilement choisir de les laisser pour notre pratique qui va nous purifier et nous ouvrir à une réalité intérieure beaucoup plus grande.

Pour les entités plus élevées, c'est une autre histoire. Plus nous pratiquons la respiration spinale, spécialement si elle est suivie par la méditation profonde et plus nous serons en contact avec des entités plus élevées. Qu'est que cela signifie ?

Ce n'est pas vraiment comme si nous étions avec d'autres, assis à la table de la cuisine avec le fondateur et le sauveur de notre religion personnelle. Théoriquement, cela pourrait arriver de cette façon, mais ce n'est pas très probable. D'habitude, c'est beaucoup plus subtil et beaucoup plus puissant et ça se passe à l'intérieur. Les entités plus élevées sont *en nous*.

Où ?

Eh bien, partout, particulièrement dans notre cœur et là-haut à notre troisième œil.

Devrions-nous essayer de les contacter dans de tels endroits.

C'est ce que nous faisons déjà avec notre respiration spinale. Si nous pratiquons avec dévotion, bien des contacts avec des entités élevées se produiront.

Comment le saurons-nous ? Par les nombreuses bénédictions que nous recevrons.

Devons-nous y croire pour en avoir les résultats ?

Absolument pas. C'est un processus mécanique de purification et d'ouverture de notre système nerveux. A mesure qu'il s'ouvre, tout ce qui est en nous devient disponible. Peu importe comment nous le voyons, les résultats parleront d'eux-mêmes et nous pourrons les interpréter comme nous le souhaitons.

En progressant avec la respiration spinale, nous expérimentons le genre de choses dont nous avons déjà discuté. Nous devenons plus centrés, plus intuitifs, plus créatifs, plus énergiques et plus portés à bien faire dans le monde. Quelque chose coule de plus en plus à travers nous et dans notre vie de tous les jours et c'est une bonne chose.

Il n'y a donc pas lieu d'attendre que notre sauveur arrive sur un chariot d'or pour nous sauver d'une vie que nous n'aimons pas. Nous pouvons pratiquer le pranayama de la respiration spinale et nous sauver nous-mêmes et notre sauveur, en nous, sourira chaque jour davantage. Quelles que soient nos croyances religieuses, aussi longtemps que nous sommes en accord avec la manifestation de la vérité, elles s'adapteront naturellement, car nous sommes en relation avec ce qu'il y a de sacré en nous et nous laissons loin derrière nous l'obscurité et notre vision étriquée de la vie. C'est une aube nouvelle !

Chakras et kundalini

En plus du nerf spinal, nous avons quantité de circuits énergétiques. Plusieurs milliers de nerfs qui peuvent être identifiés physiquement et expérimentés directement dans nos royaumes intérieurs à mesure que grâce à notre pratique journalière de la respiration spinale, la purification et l'ouverture avancent. Notre neurobiologie comporte des zones particulières, des plexus et des emplacements que le yoga traditionnel nomme *chakras*. Ce sont les centres d'énergie auxquels les différentes traditions portent tellement d'attention. Chakra veut dire : roue. On peut les sentir comme des roues tourbillonnantes d'énergie situées à différents endroits du corps et connectées par le nerf spinal. Il y a sept emplacements de base des chakras : la racine/le périnée, la neurobiologie sexuelle interne, le nombril/le plexus solaire, le cœur, la gorge, le troisième œil (du front au tronc cérébral) et la couronne au-dessus de la tête.

Les chakras ne font pas vraiment partie de la pratique de la respiration spinale présentée ici. Nous ne nous focalisons pas sur eux comme s'ils faisaient partie de notre pratique. S'ils jouent un rôle dans la mécanique interne de tout ce qui se passe avec notre méthode simple de la respiration spinale, c'est exactement de la même façon que le moteur et la transmission d'une voiture jouent leur rôle quand nous conduisons grâce à des contrôles simples : le volant, la pédale d'accélérateur et celle du frein. Quand nous appuyons sur l'accélérateur, la voiture bouge. Quand nous tournons le volant, elle tourne. Quand nous appuyons sur la pédale du frein, la voiture ralentit et s'arrête. Nous n'avons pas à nous occuper des opérations complexes du moteur, de la transmission et de tous les autres mécanismes qui sont sous le capot pendant que nous conduisons. Le ciel soit loué ! Nous ne pourrions pas conduire la voiture très facilement si nous devions faire attention à tous les détails de ce qui se passe sous le capot pendant que nous conduisons.

Il en va de même de la respiration spinale et des chakras. Les chakras sont là et font partie de ce qui se passe à l'intérieur. Mais nous n'avons pas à en gérer les détails. Si nous sommes dans notre respiration spinale, sans effort, respirant lentement et profondément en montant et descendant le nerf spinal avec notre attention, le reste suivra automatiquement, ainsi que nous l'avons déjà discuté dans ce livre. Si, pendant notre pratique, nous sommes attirés par des manifestations énergétiques, elles peuvent être liée à ce qui se passe dans un ou plusieurs de nos centres énergétiques ou chakras. Nous faisons ce que nous faisons toujours dans des situations identiques quand nous avons une expérience. Nous revenons à notre pratique de la respiration spinale. C'est très simple. Quoi que ce soit qui se produis, nous revenons à la procédure. Il n'est pas nécessaire de nous absorber dans l'analyse de telle ou telle expérience énergétique, ou de tel ou tel chakra. Tout ça se passe sous le capot. Restons seulement avec les contrôles principaux de notre respiration spinale et nous avancerons rapidement sur la route qui nous ramène à la maison.

Tous ceux qui s'engagent dans le pranayama de la respiration spinale et dans les autres pratiques décrites dans les enseignements AYP, peuvent vérifier l'existence de la circulation de l'énergie interne dans le système nerveux humain. La façon dont nos énergies internes s'éveillent naturellement par la purification et l'ouverture de notre neurobiologie a été décrite à travers les siècles en termes mythologiques par de nombreuses cultures tout autour du monde. Le yoga a une mythologie élaborée pour décrire le processus naturel qui se passe dans chaque être humain dès que des pratiques sont entreprises et que l'éveil spirituel se produit. Le christianisme a également une mythologie. Toutes les religions et toutes les cultures en ont une Quand les êtres humains découvrent leur spiritualité, les expériences viennent et sont décrites de manière à rester compatibles avec les croyances culturelles et religieuses. Mais, vous savez, il s'agit toujours de la même expérience, déterminée par le fonctionnement interne du système nerveux humain.

Au cœur de la mythologie du yoga se trouve quelque chose appelée *kundalini*. Kundalini veut dire : « le serpent lové ». Cela fait référence à l'immense entrepôt de prana (de force vitale) qui réside dans notre région pelvienne. C'est notre énergie sexuelle. Jusqu'à ce qu'elle soit éveillée et amenée à se manifester activement dans le système nerveux, son potentiel reste latent, ou enroulé. On parle de serpent pour décrire la capacité de cette énergie potentielle latente à devenir active et à se mettre en mouvement le long d'un étroit chemin, le nerf spinal. Voilà, en quoi consiste la kundalini décrite le plus simplement possible. C'est un éveil doux de l'énergie interne provoqué par notre pranayama de la respiration spinale. A mesure que notre purification et notre ouverture avancent, l'énergie est régulée sans à-coups et en toute sécurité par notre respiration spinale. Nous avons alors accès, toujours davantage, à nos royaumes intérieurs, ainsi qu'expliqué précédemment. Il est important de souligner qu'une mythologie construite dans les temps anciens pour décrire un phénomène naturel ne détermine pas le phénomène lui-même. Ce sont nos tendances naturelles innées, cherchant à se développer, qui vont déterminer ce qui va se passer. La respiration spinale nous donne le moyen de stimuler notre tendance naturelle à l'éveil de notre nature intérieure. Quand nous pratiquons, ce que nous voyons nous est propre et ce sera à nous de l'interpréter en fonction de notre expérience et de notre milieu culturel et religieux.

Le pranayama de la respiration spinale fonctionne dans n'importe quel contexte culturel ou religieux ou sans aucun contexte. Nous nous engageons dans une transformation neurobiologique qui nous ouvre à notre potentiel inné. Ce que nous faisons de notre ouverture intérieure et de notre voyage vers l'espace intérieur est notre propre affaire.

Cette discussion des chakras et de la kundalini a seulement pour but d'apporter un peu de compréhension basique de ces concepts dont, tôt ou tard, nous entendrons tous parler en approfondissant les méthodes du yoga. Les mécanismes internes et leur classification n'ont pas grand-chose à voir avec la conduite réelle de notre pratique et avec la façon dont nous choisissons en fin de compte d'interpréter nos expériences. Nous aimerions plutôt minimiser la tendance de nombre d'entre nous à s'attarder sur telle ou telle mythologie et porter notre attention sur ce qui en réalité importe le plus : notre propre purification et ouverture interne cultivée facilement par la pratique deux fois par jour du pranayama de la respiration spinale.

Eviter une ouverture prématurée de la couronne

Le nerf spinal est un chemin que nous purifions et ouvrons de notre racine à notre front. C'est une route bien précise que nous ouvrons pour des raisons précises. Premièrement, le nerf spinal est la principale autoroute du vaste et complexe système des chemins énergétiques du corps. En purifiant et en ouvrant ce chemin spécifique de la racine au front, nous sommes sûrs de purifier et d'ouvrir le système nerveux tout entier d'une façon progressive, régulière et sûre. Pour le faire, il y a d'autres chemins tout aussi progressifs, mais peut-être pas aussi réguliers et sûrs.

Un chemin qui conduit beaucoup de personnes à de grandes difficultés est la soi-disant route *d'ouverture de la couronne*. Peut-être, la question vous est-elle déjà venue à l'esprit : « Pourquoi ne faisons-nous pas notre respiration spinale de la racine à la couronne plutôt que de la racine au front ? » La réponse est simple : purifier le nerf spinal de la racine à la couronne avec la respiration spinale peut provoquer des courants énergétiques énormes et instables dans le système nerveux. En fait, n'importe quelle pratique à la couronne faite avant qu'une purification prérequise suffisante n'ait été achevée peut mener à des courants d'énergie interne immenses et instables.

L'avertissement donné ici est d'éviter une ouverture prématurée de la couronne.

Cela ne sera pas un problème si l'on utilise le pranayama de la respiration spinale, de la racine au front, deux fois par jour. L'implication du troisième œil comme un élément naturel de notre pratique combinée au « self-pacing » garantit que la purification et l'ouverture de la tête seront stables et sans à-coups. Le troisième œil a cette qualité stabilisante et c'est la raison première pour que notre respiration spinale suive la route dans la tête vers le troisième oeil, pour une ouverture stable régulière et un bon contrôle de l'ensemble du processus d'éveil de l'énergie dans le corps tout entier. En ancien sanscrit, le mot qui désigne le troisième œil est *ajna*, qui signifie « commandement ». Cela veut tout dire !

En nous engageant dans notre respiration spinale journalière de la racine au front, avec le temps, la couronne est ouverte de façon naturelle dans le bon ordre avec le reste de la neurobiologie de notre corps. Quand l'ouverture de la couronne se passe ainsi, comme un sous-produit de l'éveil de l'ensemble du nerf spinal via le trajet de la racine au front, le risque de problèmes énergétiques à la couronne est considérablement réduit.

La respiration spinale de la racine au front est une pratique tellement efficace pour équilibrer l'énergie que dans les cas où une ouverture prématurée et hors contrôle de la couronne s'est déjà produite, la pratique de la respiration spinale peut contribuer grandement à stabiliser et à corriger le problème. Ainsi, non seulement le pranayama de la respiration spinale est un excellent outil pour faire progresser notre purification et notre ouverture, mais il peut aussi être un remède, au moins partiellement, aux problèmes énergétiques susceptibles de se produire quand notre ouverture intérieure est complètement déséquilibrée.

Nous avons passé en revue bien des aspects du pranayama de la respiration spinale et les expériences variées susceptibles avec le temps de résulter de notre pratique deux fois par jour. L'accent a été mis sur les applications concrètes de cette technique essentielle de respiration et sur une gestion de notre pratique qui nous permette de nous frayer un chemin à travers le paysage toujours plus vaste de nos royaumes intérieurs. Peu importe ce qui nous arrive en chemin, si nous voulons que notre progression continue nous devons toujours préférer notre pratique aux expériences qui viennent durant nos assises. Si des manifestations de l'espace intérieur viennent au milieu de nos activités journalières, nous pouvons tout simplement en profiter. L'émergence de telles expériences ne nous empêchera pas d'accomplir nos tâches de la journée. En réalité, le flux de notre énergie interne peut enrichir considérablement notre vie de tous les jours, remplissant toutes nos activités de paix, de créativité, d'énergie, d'amour et de joie.

Examinons maintenant l'extase, une qualité essentielle que nous développons en nous avec notre pratique de la respiration spinale. Nous discuterons également de la façon dont l'extase se combine au silence intérieur, une qualité primordiale que nous développons par la méditation profonde. Les deux mis ensemble, l'extase et le silence intérieur, sont les piliers de l'illumination spirituelle.

L'évolution de la conductivité extatique

Le système nerveux humain a une capacité pour le plaisir extatique qui excède de loin ce que la plupart d'entre nous peuvent imaginer. Nous n'avons pas à être timides pour le dire ou à hésiter à le cultiver systématiquement dans notre vie journalière. La joie et le bonheur sont notre droit de naissance et l'expérience extatique en fait partie. Approchée de façon correcte, la recherche de l'extase ne sera pas hédoniste, seulement pour le plaisir. L'extase peut être affinée de façon à soutenir directement notre progrès spirituel. En fait, l'extase est une part essentielle de notre progression spirituelle vers les étapes plus élevées. Sans elle nous n'aurons pas la totalité du tableau. L'illumination n'est pas possible sans l'extase !

Nous avons déjà fait allusion dans notre discussion à la *conductivité extatique* et au *rayonnement extatique*. La première conduit au second et les deux sont cultivés sur le long terme par le pranayama de la respiration spinale. C'est une évolution naturelle, que nous pouvons encourager par notre pratique régulière, de même que nous conduisons une plante à maturité en pleine force en l'arrosant et en lui donnant du fertilisant avec soin.

Avec la respiration spinale, nous permettons à nos énergies internes de prendre vie et de se manifester à un niveau plus élevé. C'est un processus graduel. Il commence quand nous éveillons la connexion entre notre nerf spinal et l'immense entrepôt d'énergie sexuelle de la région pelvienne. En faisant notre respiration spinale, le nerf spinal est purifié et ouvert et nous faisons bouger tout doucement notre énergie sexuelle latente pour qu'elle s'éveille et trouve sa relation avec le nerf spinal et notre neurobiologie plus élevée. Les symptômes de cette éclosion peuvent varier. On l'a déjà décrite comme une sensation agréable montant le long du nerf spinal, une sensation qui ressemble à un fil de plaisir extatique s'élevant et montant à partir de la région pelvienne. La sensation peut traverser instantanément tout le nerf spinal de la racine au front. C'est moins une montée graduelle que l'éclairage instantané du fil spinal par un plaisir lumineux. Nous pouvons encourager le phénomène en levant gentiment les yeux et en fronçant de l'intérieur le centre de notre front, sans mouvement physique important. Nous stimulons la sensation à partir de là, de la région du troisième œil. C'est une connexion. Notre nerf spinal *conduit* l'énergie extatique comme un fil conduit le courant électrique. Le troisième œil devient un interrupteur, un contrôleur de volume, qui peut être utilisé pour augmenter ou diminuer l'intensité du courant extatique. C'est le début de la conductivité extatique.

A partir de là, le courant extatique se frayera son chemin dans les milliers de nerfs de notre corps. Nous le sentirons dans nos bras, nos mains, nos jambes et nos pieds. Nous pourrons le sentir dans nos organes sexuels (parfois comme une excitation), dans le ventre, le cœur, la gorge et la bouche, la tête y compris à la couronne. C'est correct de le sentir à la couronne dans la mesure où il s'agit d'une ouverture naturelle et non de quelque chose de forcé que nous pousserions à l'excès au risque d'être en déséquilibre avec le reste de l'ouverture globale du corps. La conductivité extatique, centrée naturellement dans le nerf spinal, de la racine au front, fournira cette ouverture équilibrée dans chaque nerf du corps. Cela se produit simultanément dans tout le corps du fait de la nature de notre conductivité extatique semblable au courant électrique. Mais ce n'est pas une ouverture et une purification complètes dès le premier jour, ni même dès la première année. C'est en continuant notre respiration spinale que le processus va se poursuivre sur le long terme et que nous le verrons évoluer en une expansion apparemment sans fin.

Le nerf spinal, semblable au départ à un fil, grandit pour ressembler à une corde, ensuite à une colonne et finalement à un immense champ d'énergie qui s'étend bien au-delà du corps.

Même quand le nerf spinal n'est encore qu'un fil, notre conductivité extatique a déjà un rayonnement. Quand un courant électrique passe à travers un câble, un champ est créé dont l'influence dépasse le câble. La science l'appelle l'*électromagnétisme*. C'est le principe du fonctionnement de tous les appareils électriques, des courants produisant des champs magnétiques et vice-versa. Un principe similaire existe avec le mouvement de l'énergie extatique dans notre système nerveux. A mesure que le courant intérieur augmente, la radiation de l'énergie extatique augmente également. Cette expansion produit un rayonnement. Nous l'appelons le *rayonnement extatique*.

Bien sûr, pour chacun d'entre nous, la purification et l'ouverture sont différentes en fonction de la matrice de nos obstructions intérieures. Mais le véhicule sous-jacent de notre système nerveux est le même et à mesure que peu à peu les obstructions sont dissoutes, l'expérience divinement extatique qui brille en nous est une expérience que nous partageons avec tous les êtres humains.

La façon d'y arriver peut varier. Le pranayama de la respiration spinale rééquilibre les énergies qui montent et descendent, réduisant ainsi dans une forte proportion la tendance de certains à avoir des embardées énergétiques, de la chaleur, du froid, des émotions, visions et autres symptômes, sous-produits de la purification interne.

A mesure que le temps passe, que l'évolution de la conductivité extatique se développe et que le courant énergétique augmente de façon importante, les symptômes de purification diminuent. Comment l'expliquer ?

Notre nerf spinal et le reste de notre neurobiologie se purifiant, la résistance au flux de l'énergie interne diminue. Quand l'énergie traverse les obstructions de notre système nerveux, celles-ci créent une *friction*. A mesure que ces obstructions sont dissoutes, la friction diminue et le courant passe sans problème. L'évolution de notre conductivité extatique continuant dans cette direction, nous devenons capables de conduire des courants d'énergie interne plus grands sans rencontrer les résistances ressenties précédemment. En fait, à la fin, nous ne remarquerons même plus les quantités immenses d'énergie divine qui nous traverseront. Par contre, les autres les remarqueront, car l'augmentation considérable des courants énergétiques internes va produire également une augmentation du rayonnement extatique dans toutes les directions autour de nous. Ainsi, notre énergie influence les autres sans que nous n'ayons rien à faire d'autre que de nous soucier de notre propre évolution intérieure. Bien sûr, nous en ferons bien davantage, car avec l'augmentation du rayonnement extatique vient une effusion toujours plus grande d'amour et de compassion qui nous pousse à agir au bénéfice des autres. Le rayonnement extatique présente en même temps un aspect énergétique invisible et un aspect physique qui s'incarne dans nos actions.

La conductivité extatique ouvre la voie au rayonnement extatique et le rayonnement extatique à l'action extatique au bénéfice de tous. C'est une radiation irrésistible d'amour divin qui émane de nous. Tel est le fruit du pranayama de la respiration spinale.

Pour permettre à cette évolution d'aller plus loin, quelque chose de plus est nécessaire : le silence intérieur. Le plein épanouissement de l'illumination spirituelle implique une dynamique particulière allant profondément dans nos royaumes intérieurs. C'est le mariage de deux aspects de notre nature qui constitue une étape évolutionnaire avancée dans notre système nerveux, conduisant à l'achèvement du processus de la transformation spirituelle de l'être humain. C'est le mariage de notre conductivité extatique dynamique avec notre silence intérieur inébranlable, les deux devenant Un.

Chapitre 4 – Le Soi cosmique

Où se trouve l'espace intérieur ? Où se trouve le royaume légendaire du ciel où « tout nous est donné de surcroît » ? La réponse semble suffisamment évidente, n'est-ce pas ? Il est là, en nous

Oui, c'est la direction que nous devons prendre. Et pourtant, cela semble tellement à l'opposé de tout ce que nous faisons dans ce monde où nous sommes engagés dans nos obligations journalières, gagnant notre vie, élevant une famille, tout en cherchant un peu de paix et d'épanouissement dans notre vie et ainsi de suite. De même que pour tant de choses en rapport avec la vie spirituelle, il y a là un paradoxe. Les choses ne sont pas toujours ce qu'elles semblent être. C'est en nous intériorisant que nous aurons l'effet maximum sur notre vie extérieure, un effet bien plus grand qu'avec tout ce que nous pourrions entreprendre dans notre vie quotidienne.

Nous nous intériorisons avec notre respiration spinale et notre méditation et d'une façon surprenante ce qui se passe au-dehors s'améliore, plus de paix, d'énergie, de créativité, de bonheur…

Ensuite, quelque part sur le chemin, nous faisons une découverte stupéfiante. Nous découvrons que l'espace intérieur et le royaume des cieux que nous avons perçu en nous sont en fait partout et que les améliorations durables que nous avons remarquées dans notre vie de tous les jours n'en sont que la manifestation. Il nous faudra peut-être longtemps pour le réaliser. La vie continue s'améliorant régulièrement à mesure que nous continuons nos pratiques. Et, tout d'un coup, cela nous frappe, si tout va mieux dans notre vie quotidienne, c'est que, non seulement nous percevons directement les royaumes de paix et de joie sans limites qui résident en nous, mais que nous les percevons également en même temps tout autour de nous.

Ce qui est en nous est également partout autour de nous. En rentrant en nous-mêmes pendant nos pratiques journalières, nous entrons également en toutes choses. Par l'expansion de notre tranquillité intérieure et de notre rayonnement extatique, nous prenons conscience que nous sommes l'essence et la substance de chaque atome du cosmos.

Nous réalisons que notre existence est cosmique, englobant toutes choses. Non pas d'une façon intellectuelle, mais bien par l'expérience directe. Comment est-ce possible?

Le mariage des opposés

Dans ce livre, nous avons eu pour objectif d'exposer une pratique fiable du pranayama de la respiration spinale. Il est de première importance de s'assurer que la purification et l'ouverture de notre système nerveux sont progressives et équilibrées. La respiration spinale prépare, également, le terrain pour la méditation profonde dont nous n'avons pas beaucoup parlé ici, mais qui fait l'objet d'autres écrits AYP. Nous allons lui donner maintenant un peu plus d'attention, car même si les pratiques du pranayama et de la méditation doivent rester séparées et faites à la suite, il n'est pas possible de dissocier les effets de ces deux méthodes essentielles à l'épanouissement spirituel.

La respiration spinale est utile à bien des égards. Mais par-dessus tout, elle sert à la purification et à l'ouverture de notre nerf spinal et du système nerveux tout entier au courant de l'énergie extatique interne. Non pas, que nous allons l'expérimenter le tout premier jour de notre pratique. Mais, avec le temps, les ouvertures nécessaires se produiront et nous en viendrons à connaître la conductivité extatique et tout ce qui va avec.

La méditation profonde cultive le silence intérieur, aussi appelé *pure conscience de félicité*. La qualité du silence intérieur dans notre système nerveux est très profonde et va au-delà du courant de l'énergie extatique.

L'extase est une qualité dynamique caractérisée par un mouvement facilement observable dans notre système nerveux, une fois effectuées les ouvertures intérieures indispensables. La félicité est une qualité du silence intérieur et elle n'est pas dynamique. Du moins, elle ne l'est pas par elle-même. La félicité du silence intérieur peut être décrite comme un état de bonheur autonome et éternel enfoui profondément en nous.

En incorporant le pranayama et la méditation dans notre routine de pratiques assises, deux fois par jour, nous cultivons en même temps la conductivité extatique (l'extase) et le silence intérieur (la félicité). L'une est active et bouge tout le temps, cherchant à rayonner. L'autre est pure conscience, se suffisant à elle-même, témoin silencieux de tout ce que nous vivons. Ces deux qualités sont opposées.

Sur le chemin, en développant ces deux qualités, une chose remarquable se produit. Les deux fusionnent, mariant en nous les contraires. Ce mariage ne va pas se faire en un jour. Il va se faire à travers les nombreux mois, les nombreuses années où nous avançons sur notre chemin de purification et d'ouverture. L'union s'accomplit à mesure que notre conductivité extatique et notre silence intérieur viennent graduellement à maturité. Quand cette union s'accomplit, notre courant extatique contient davantage de tranquillité et de félicité et notre silence intérieur davantage de dynamisme et d'extase.

Notre extase est encore plus remplie de félicité et notre félicité devient plus extatique. Nous pouvons alors nous demander si ces deux qualités, l'extase et la félicité sont encore séparées ou si elles ne seraient plus qu'une.

La félicité extatique

Si nous imaginons une frontière entre notre silence intérieur immobile plein de félicité et le mouvement perpétuel de l'énergie extatique inhérente à la montée de notre conductivité extatique, comment le mariage de ces deux qualités pourrait-il franchir cette frontière ? C'est la question classique de la coexistence de la diversité et de l'unité.

Comment le Un peut-il exprimer le multiple et comment le multiple peut-il exprimer le Un ? Eh bien, nous ne pourrons sans doute jamais le savoir intellectuellement, mais nous pouvons certainement vérifier que cela se produit bien dans les deux directions, simplement en observant à partir de notre silence intérieur que la diversité est là, en nous et tout autour de nous. Avec le temps, en continuant nos pratiques, nous observons que nos courants extatiques variés s'unissent à notre silence intérieur plein de félicité. S'il doit y avoir une frontière entre l'extase et la félicité, elle est dissoute par le processus de notre purification et de notre ouverture. Peut-être la frontière se trouve-t-elle, seulement, dans les obstructions que nous avons dissoutes dans notre système nerveux par les pratiques du pranayama de la respiration spinale et de la méditation profonde. Une fois les obstructions réduites en grande partie, la conductivité extatique et le silence intérieur fusionnent pour devenir un. Cet état est appelé *félicité extatique*.

Est-ce la fin ? Non, c'est un nouveau commencement. Examinons, maintenant, sur une plus large échelle, ce que signifie cette union de notre expérience intérieure de l'extase et de la félicité.

Nous avons examiné l'aspect *rayonnant* de notre expérience de la conductivité extatique et comment cet aspect se manifeste à la fois sous la forme d'un rayonnement invisible d'énergie et dans des actes concrets d'amour et de compassion. D'où viennent cet amour et cette compassion ? Le courant de l'énergie extatique et rayonnante est-il également plein d'amour et de compassion ? C'est le cas s'il est imprégné des qualités les plus profondes de notre silence intérieur. Mis ensemble, avec le temps, les qualités du courant de l'énergie extatique et du silence intérieur immuable produisent une dynamique nouvelle contenant à la fois le mouvement et les attributs divins du silence intérieur. Cette combinaison du mouvement dynamique avec les qualités divines peut être appelée un flot divin ou un débordement d'amour divin.

Le Soi infini et l'amour divin

La beauté de la chose avec la pratique simple et vraiment efficace du pranayama de la respiration spinale est que le processus va fonctionner que nous comprenions ou non les détails de la transformation qui en résulte. En un sens, toute cette discussion sur le mariage de la conductivité extatique et du silence intérieur et sur la montée de l'amour divin débordant reste théorique. Si l'arbre est correctement arrosé et reçoit les fertilisants adéquats, le fruit viendra. Il viendra, peu importe ce qu'on peut en penser.

Néanmoins, il est utile d'avoir une idée de ce qui se passe. Jusqu'au moment où cela se produit, la discussion sur les conséquences ultimes de notre pratique n'est que de l'information, une carte routière. Il est bien d'avoir une vision de nos possibilités. Cela nous permet d'avoir des points de repère pour vérifier par nous même les « causes et effets » de ce que nous faisons. Cela peut nous encourager à persévérer dans notre pratique journalière. Une pratique journalière est essentielle sur le long terme si nous voulons avancer sur notre chemin sans à-coups et régulièrement.

Ce que nous cultivons en nous apparaît, en définitive, également dans notre environnement quotidien. Dans la méditation profonde, nous découvrons l'émergence du silence intérieur que de plus en plus nous en venons à regarder comme le centre de notre perception du Soi. A mesure que cette tranquillité au plus profond de notre être (la pure conscience de félicité) devient dynamique en se mélangeant avec la conductivité extatique qui rayonne dans notre environnement extérieur, nous découvrons que notre sens du Soi va également vers l'extérieur. Au commencement, quand nous considérons les évènements comme si nous en étions séparés, nous pouvons percevoir notre silence intérieur comme un *témoin* inactif. Ce témoin, détaché des évènements, est une expérience courante de ceux qui font seulement la méditation profonde. Mais quand cette qualité de témoin immobile se combine avec la montée de la conductivité extatique alors cette tranquillité devient dynamique dans notre environnement externe. Le silence intérieur se combine alors avec la dynamique de tout ce qui se passe autour de nous. C'est le prolongement de l'union des opposés, un prolongement qui s'étend maintenant tout autour de nous.

Quelles en sont les répercussions ? Tout simplement, nous constatons que notre sens du Soi est partout dans notre vie de tous les jours. Cela veut-il dire que nous ne pouvons plus distinguer notre corps de celui d'un autre ? Non. Cela veut simplement dire que nous sommes capables de voir l'unité, notre unité et, en même temps, la diversité de notre environnement. Nous commençons à percevoir d'une façon directe que notre Soi est réellement infini.

Ce n'est pas un gonflement de l'égo. Au contraire, c'est sa dissolution. Quand nous nous percevons comme séparés, l'égo est là. Dans l'épanouissement de l'illumination, cette perception étriquée cède la place à une perception bien plus grande, la reconnaissance de l'omniprésence de notre silence intérieur et de son rôle essentiel dans le jeu dynamique de la vie.

C'est grâce à la pratique de la respiration spinale et à son impact sur le silence intérieur cultivé par la méditation profonde que cet aspect dynamique de la perception est mis en action. C'est similaire à la façon dont, au début, nous sommes entrés dans l'espace intérieur de notre corps grâce à la purification et à l'ouverture du nerf spinal. A partir de là, notre expérience s'est étendue à chaque nerf du corps. Alors, nous voyons la vraie nature de nos royaumes intérieurs. De même, cette radiation continue vers l'extérieur jusqu'au moment où nous voyons notre vraie nature en chaque chose de notre environnement externe.

Le résultat final de ce processus est une effusion d'amour, de compassion et de désir de servir les autres. Quand le courant de la conductivité extatique le lui permet, le silence intérieur se répand vers chacun et vers toutes choses autour de nous dans une étreinte sans effort. C'est tout à fait naturel, si intérieurement nous sommes pleins d'une félicité extatique, nous en serons également pleins à l'extérieur. C'est la qualité que l'on a pu observer chez les grands sages et les enseignants de toutes les cultures et religions autour du monde. C'est le droit de naissance de chaque être humain.

Le pranayama de la respiration spinale est une des pratiques clés pour activer le profond potentiel de bien qui existe en chacun de nous. En prenant pleinement appui sur nos capacités intérieures, nous pouvons nous aider nous-mêmes et aider chacun sur terre à avancer régulièrement vers l'accomplissement spirituel. C'est le développement naturel de ce que nous sommes au plus profond de notre être, l'amour divin.

Livres et assistance

Yogani est un scientifique américain qui, depuis plus de quarante ans, s'est consacré à la vie spirituelle et à intégrer les techniques anciennes du monde entier qui cultivent la transformation spirituelle de l'être humain. L'approche n'est pas sectaire et ouverte à tous. Ses livres sont les suivants :

en anglais :

Advanced Yoga Practices – Easy Lessons for Ecstatic Living (Two Volumes)
Deux livres d'usage facile comportant plus de 400 leçons détaillées sur le système de pratique AYP.

AYP Support Forum Posts of Yogani, 2005-2010
Environ 2'000 courriels apportant des commentaires détaillés sur le système AYP

The Secrets of Wilder – A Story of Inner Silence, Ecstasy and Enlightenment
Un roman d'aventures spirituelles

The AYP Enlightenment Series (Eleven Volumes)
Livres sur les pratiques spirituelles, concis et faciles à lire :

- ***Deep Meditation – Pathway to Personal Freedom***
- ***Spinal Breathing Pranayama – Journey to Inner Space***
- ***Tantra – Discovering the Power of Pre-Orgasmic Sex***
- ***Asanas, Mudras and Bandhas – Awakening Ecstatic Kundalini***
- ***Samyama – Cultivating Stillness in Action, Siddhis and Miracles***
- ***Diet, Shatkarmas and Amaroli – Yogic Nutrition and Cleansing for Health and Spirit***
- ***Self-Inquiry – Dawn of the Witness and the End of Suffering***
- ***Bhakti and Karma Yoga – The Science of Devotion and Liberation Through Action***
- ***Eight Limbs of Yoga – The Structure and Pacing of Self-Directed Spiritual Practice***
- ***Retreats – Fast Track to Freedom – A Guide for Leaders and Practitioners***
- ***Liberation – The Fruition of Yoga***

Pour avoir les dernières informations sur les écrits de Yogani et pour bénéficier gratuitement de l'aide du *forum AYP*, veuillez-vous reporter à :

www.advancedyogapractices.com

en français :

Les livres de « The AYP Enlightenment Series », AYP – Série pour l'illumination spirituelle, sont traduits en premier :
- ***La méditation profonde – Le chemin vers la liberté personnelle*** - est parue en décembre 2012,
- ***Le pranayama de la respiration spinale – Un voyage vers l'espace intérieur*** - est le deuxième à paraître,
- ***Tantra- Découvrir le pouvoir du sexe pré orgasmique*** – devrait sortir fin 2013.

Un site internet a été créé en français en août 2010 avec pour objectif de faire connaître au public francophone l'enseignement de Yogani en traduisant en français les leçons mises en ligne par Yogani sur son site internet :

www.aypsite.ch

Printed by Amazon Italia Logistica S.r.l.
Torrazza Piemonte (TO), Italy

25892259R00066